PHARMACODYNAMIE

ET

APPLICATIONS CLINIQUES

DE LA

Médication par le Globéol

PAR LE

DOCTEUR G. LÉGEROT

Ancien Professeur de Physiologie générale et comparée
de l'École supérieure des Sciences d'Alger

PRIX : 3 FRANCS

ÉTABLISSEMENTS CHATELAIN
2 et 2 bis, Rue de Valenciennes — PARIS (X^e)

TABLE DES MATIÈRES

BIBLIOGRAPHIE DU GLOBÉOL

Docteur Auguste ALEXANDRE, de la Faculté de Médecine de Paris, dermatologiste et syphiligraphe.
Acné ponctuée. Description, diagnostic, traitement.
Psoriasis. Description, diagnostic, traitement.
Acné inflammatoire ou vulgaire. Description, diagnostic, traitement.

Docteur E. AMÉRIC, Ex-chef de clinique à l'Université de Toulouse.
A propos du diabète. Régime ou médication ?

Docteur ANDRIEUX, de la Faculté de Médecine de Toulouse.
La Consolidation des fractures (*Moniteur Médical*, 15 janvier 1916)

Docteur ANNÉQUIT, de la Faculté de Bordeaux, ancien interne des Asiles d'aliénés de la Gironde.
Les demi-fous

Docteur ARNOUX, Médecin colonial, ex-premier interne des Asiles d'aliénés des Bouches-du-Rhône.
La Migraine telle qu'elle est.

Docteur L. AUDISIO, Médecin-chirurgien de la Commune, Officier sanitaire de la Société Chiomonte, Exilles (Italie).
Les vers de l'intestin chez les grandes personnes.

Docteur L. BANCHEREAU, ex-interne des Hôpitaux de Nantes.
Les Jaunes.
Gastrite ou Gastralgie.
Anémie et bain carbo-gazeux.
L'impuissance par déviation ou dégénérescence du sens génital.

Docteur J. BARBOT, Lauréat de la Faculté de Médecine de Paris.
La cure de désintoxication. Comment la comprendre. Comment la réaliser.

Docteur BERNADICOU, de la Faculté de Médecine de Paris, Licencié ès sciences.
Il existe un traitement de la fatigue.
De l'unité diététique du Diabète (*Moniteur Médical*, 20 juillet 1916).

M. G. BERNARD, Ancien externe des hôpitaux de Paris.
Un nouveau traitement de la Blennorragie aiguë.

Docteur A. DE BIRAN, Ancien Médecin-major de 1re classe des troupes coloniales.
La Chlorose et les Chlorotiques. Comment les traiter.

Docteur BIZARDEL, de la Faculté de Médecine de Paris.
L'anémie des avariés.

Docteur J-M. BLANC, Ancien Médecin de la Marine.
Les Coliques de vessie chez les vieillards.

Docteur BLANC, Médecin-Inspecteur des Ecoles des Bouches-du-Rhône et des enfants assistés du premier âge.
Le mal d'orage.
Les dangers de la Pleurésie (*Moniteur Médical*, 24 sept. 1916).

Docteur H. BOUCHER, de la Faculté de Médecine de Nancy.
Du traitement des Albuminuriques.
Bronchites et Bronchectasies.

Docteur BOUNHOL, de la Faculté de Médecine de Paris
Syphilis et Tabes (*Gazette Médicale de Paris*, 21 juin 1916).
Hygiène générale du cardiaque.
Entraînement et surmenage.
De l'unité diététique du diabète.
Il existe un traitement de la fatigue.

Docteur BOURIGAULT, de la Faculté de Médecine de Paris, Ex-interne et Lauréat des hôpitaux de Nantes.
Les Métrorragies essentielles et crépusculaires de la Ménopause (*Gazette Médicale de Paris*, 18 février 1914).

Docteur BRESARD, Ancien interne des hôpitaux de Paris, Ancien aide d'anatomie, ex-chirurgien de consultation de l'hôpital Tenon.
Le praticien devant la Chlorose (*Journal des Praticiens*, 16 décembre 1916).
Le praticien devant la Métrite.
Le praticien devant la Ménopause.
Le praticien devant la Convalescence.
Le praticien devant la Tuberculose.
Le praticien devant le Diabète (*Moniteur Médical*, 31 juillet 1917)
Le praticien devant la Formation de la jeune fille.
Le praticien devant l'Asthme.

Docteur BRETON, de la Faculté de Médecine de Paris, Président de la Société d'études psychiques de Nice, Ancien Médecin en chef de la Marine en retraite.
Glandes et Adénites.
Pour guérir la Sciatique.

Docteur BRIENS, de la Faculté de Médecine de Paris.
Comment soigner les impuissants. Comment les guérir ?

Docteur BRIONVAL,
La grande endémie d'hiver. L'intoxication oxycarbonée chronique.

Docteur BRONNER, Médecin-major, chef des salles militaires de l'hôpital mixte de Lorient.
Blessures de guerre. Traitement des plaies infectées et des trajets suppurants (*Gazette Médicale de Paris*, 15 mars 1916).

Docteur E. CABANES. Ancien interne des hôpitaux d'Avignon, Médecin des hôpitaux.
L'Albuminurie est toujours une maladie.
Les Neurasthéniques.
Le traitement moderne du Diabète.

Docteur GAMBON, de la Faculté de Médecine de Montpellier.
Assoupissement et Somnolence.

Docteur CAMUS, Ancien interne des hôpitaux de Lille, lauréat de la Faculté.
Les battements de Cœur (*Moniteur Médical*, 11 septembre 1917).
A propos de la Dysménorrhée des femmes arthritiques (*Moniteur Médical*, 11 décembre 1917).
Bâillement et Hoquet.
De l'impuissance chez les nerveux et les névrosés et en particulier de l'impuissance conditionnelle.
Purpura exanthématique rhumatoïde.
A propos de Gommes.

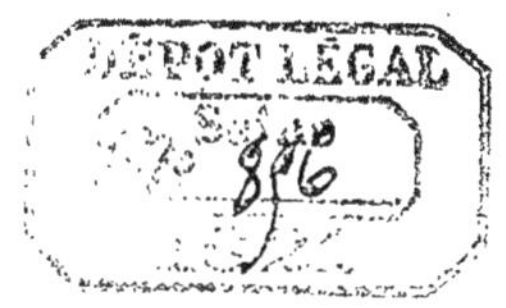

INTRODUCTION

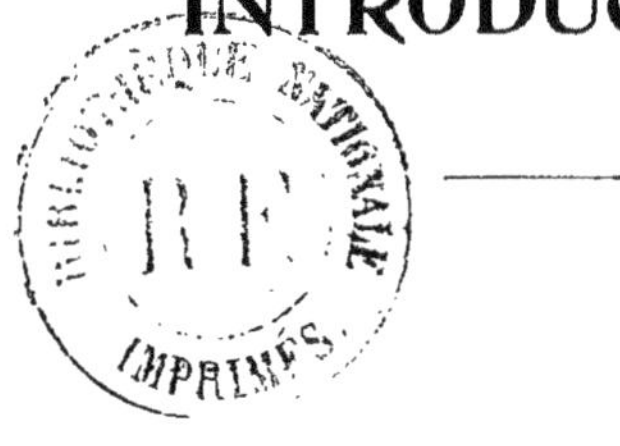

Lorsque, pour la première fois, les Grecs, assemblés devant le temple de Delphes, virent inscrits sur son fronton, en lettres d'or, ces deux mots : γνωθι σεαυτον, connais-toi toi-même, je me demande quels effets divers ils ressentirent et s'ils ne pensèrent pas qu'il était nécessaire de se connaître soi-même, afin de pouvoir dire : je possède telle et telle qualité, tel ou tel autre défaut. Mes qualités : intelligence, volonté, sensibilité, bonté, je les développerai de plus en plus. Mes défauts : paresse, égoïsme, avarice, etc..., je tâcherai de les vaincre, afin d'en éviter aux autres et à moi les inconvénients. Ou bien si, se plaçant à un point de vue purement physique, ils ne se dirent pas ceci : je dois connaître l'étendue de mes forces, la résistance de mon organisme, afin de savoir si, oui ou non, je puis entreprendre telle carrière, m'exercer à tel ouvrage, me lancer dans cette voie?

Nous, qui savons les influences auxquelles l'être humain se trouve soumis, qui apprécions comme il convient le retentissement d'un organisme débile sur l'état intellectuel et moral d'un être, ou, tout au contraire, l'action énergique, l'impulsion vigoureuse, que l'intelligence et la volonté donnent à la matière, nous disons : il faut se connaître soi-même, afin de savoir, aussi exactement que possible, l'état de sa santé, d'être fixé sur la résistance de chaque organe, de posséder le bilan de sa nutrition et de pénétrer aussi profondément que possible l'intimité de toutes les fonctions de l'économie. Ceci est capital : se connaître, c'est se bien porter.

Et, s'il est une chose indispensable à la santé, c'est d'éviter tout fléchissement organique, toute atteinte morbide, légère ou grave; c'est encore de recouvrer, aussi rapidement que possible, l'équilibre voulu si, pour une raison quelconque, la défaillance dont je parle vient à se produire. Connaître et maintenir dans une intégralité parfaite l'état organique, c'est assurer la puissance intellectuelle, c'est affirmer la valeur morale. Et cela doit constituer la préoccupation constante de tout être humain.

Dès lors, et comme corollaire, s'il existe dans la pharmacopée française un médicament contenant en lui-même tous les principes actifs, capables de maintenir en pleine action cette intégralité vitale, ou bien de relever au plus vite et sûrement un organisme déchu, ce médicament, ce produit doit, au plus vite, être employé, être appliqué aux cas les plus divers, les plus variables, et doit être considéré comme susceptible de rendre à chaque instant les plus grands services.

Or, le Globéol est ce médicament. Donc, le Globéol doit être utilisé dans tous les fléchissements organiques. *La présente étude va le démontrer.*

Docteur G. LEGEROT
Ancien Professeur de Physiologie générale et comparée
de l'école supérieure des Sciences d'Alger,
Chevalier de la Légion d'Honneur, Lauréat de la Faculté de Médecine de Paris,
Lauréat de la Faculté des Sciences de Paris.

PHARMACODYNAMIE

ET

APPLICATIONS CLINIQUES

DE LA

Médication par le " Globéol "

CHAPITRE PREMIER.

LE SANG

La médecine, de nos jours, tend à devenir de plus en plus humoriste « Vous ne vous étonnerez point, disait le professeur Landouzy, si les doctrines qui mèneront mon enseignement, se réclament de l'humorisme et du vitalisme nouveaux. Mieux que tous les autres systèmes, l'humorisme et le vitalisme modernes ne fournissent-ils pas, à la clinique, la révélation de quelques-uns des mécanismes et des procédés instrumentaux mis au service de l'économie, pour que celle-ci conquière la guérison, l'atténuation, comme l'immunité temporaire des maladies. »

La vie organique est inconcevable sans celle du sang et des humeurs. Nos éléments anatomiques sont plongés, suivant la définition de Cl. Bernard, dans une sorte de milieu intérieur qui, entre nos organes, établit un lien naturel, explique leur synergie fonctionnelle, leurs réactions, leurs altérations aussi. « C'est par les nerfs et les vaisseaux, disait Bichat, que toutes les parties du corps sont solidaires en santé comme en maladie. »

Étudions donc, succinctement, le liquide nourricier, la « chair coulante », comme disait Bordeu, qu'est le sang. Voyons-en la *composition*, le *rôle*, les *transformations*, car le sang, qui occupe dans notre économie le rôle prépondérant que l'on sait, est un tissu, si je puis dire, en évolution constante, qui naît, qui vit, qui meurt.

COMPOSITION DU SANG

1° Remarques Générales

Le sang est un liquide rouge vif, homogène en apparence, mais qui est, en réalité, composé de *globules rouges*, de *globules blancs*, en suspension dans un liquide, le *plasma*.

Lorsque l'on recueille du sang dans un vase de verre propre, on le voit, en peu d'instants, se coaguler; puis, le caillot formé se rétracte, laissant transsuder un liquide citrin, le *sérum*.

Chimiquement, le sérum ne contient pas la substance coagulante du sang, la fibrine. Le plasma, seul, contient deux produits générateurs de cette fibrine : la matière fibrinogène et le ferment coagulant.

La première est en dissolution dans le plasma; le second est contenu dans le *corps des leucocytes*. Ces derniers, lorsque le sang est reçu dans un vase, s'accolent aux parois de ce vase, s'altèrent et mettent en liberté le ferment coagulant. Ce ferment rencontre la matière fibrinogène, se combine à elle, d'où production de fibrine et de sérum (Labbé). La fibrine est donc un produit artificiel, pathologique (Hayem). Il en est de même du *sérum, qui tire ses propriétés de la destruction des globules blancs qui laissent transsuder les ferments de leur protoplasma*. Ceci procure au sérum non seulement un pouvoir coagulant, mais agglutinant, oxydant, bactériolytique, cytolytique, etc. Le sérum est donc un *soluté de leucocytes*, existant *in vitro*, et possédant toutes les propriétés appartenant *in vivo*, aux leucocytes. Ce point est important. Il faut bien comprendre que, dans l'organisme, ce sont les *globules blancs* qui possèdent les *différentes propriétés* bactériolytiques, oxydantes, etc... et que les humeurs ne manifestent ces propriétés qu'autant que les leucocytes, par leur destruction partielle, leur en ont conféré une partie.

2° Globules rouges. Hémoglobine

Les globules rouges de tous les mammifères sauf les caméliens sont des disques bi-concaves, de 6 à 9 μ de diamètre, qui n'ont pas de mouvements propres, qui sont arrondis au repos, tendent à se réunir en piles, mais qui, dans le sang en circulation, se montrent essentiellement plastiques, s'étirent et s'allongent.

Leur stroma est formé d'une sorte de nucléine qui renferme une autre matière albuminoïde, ferrugineuse, colorante qui est l'*hémoglobine*.

La propriété de l'hémoglobine est de se combiner à l'oxygène, formant ainsi l'oxyhémoglobine, combinaison instable et qui cède très facilement son oxygène. Cet oxygène, l'hémoglobine le prend à l'air, dans les poumons, et le globule rouge le porte dans l'intimité cellulaire. Mais ce rôle du globule rouge est plus complexe. En effet, cet oxygène qu'il porte est, par son activité, comparable à l'oxygène naissant; il se fixe fortement sur les tissus, produit, à la température normale du corps, des oxydations qui, en dehors du corps, demanderaient pour se produire une quantité de chaleur infiniment supérieure. *Ce globule rouge, avec son hémoglobine, est donc une sorte de ferment oxydant*, possède une part importante dans la production de la chaleur animale et est une des principales sources de l'énergie organique.

Et ceci, d'ores et déjà, nous fait comprendre l'importance du Globéol, qui possède intégralement le globule rouge.

Réduite, l'hémoglobine est inactive, elle n'apporte rien aux tissus, d'où l'inutilité des préparations de ce genre. Elle n'agit que si elle est oxygénée parce que, répétons-le, elle est seule capable d'entretenir la vie, en fournissant aux cellules des éléments anatomiques de quoi faire des oxydations, peut-être bien aussi, en excitant directement le fonctionnement cellulaire (M. Labbé).

Le nombre des globules rouges, à l'état normal, est de 4.500.000 à 5.000.000 par millimètre cube de sang; il y a 13 à 14 o/o d'hémoglobine. Chez les adultes, ces proportions sont très fixes, et bien peu influencées par les conditions physiologiques (repas, menstruation, etc...). De même, les médicaments qui altèrent les globules, comme l'antipyrine, les purgatifs qui éliminent beaucoup de liquide, ne produisent que des changements légers dans la teneur du sang, en globules rouges et hémoglobine.

3° Globules blancs. Leucocytes

D'un diamètre de 8 à 20 μ environ, les globules blancs sont des corps sphériques au repos, contractibles et doués de mouvements amiboïdes.

On en distingue plusieurs espèces. Ce sont :

1° Les mononucléaires, cellules de la lymphe principalement, à protoplasma dépourvu de granulations, et qui comprennent les petits lymphocytes et les gros leucocytes mononucléaires, dont le diamètre peut atteindre 20 μ;

2° Les polynucléaires, à protoplasma toujours chargé de granulations. Parmi eux, on distingue ceux à granulations neutrophiles, les vrais leucocytes du sang; ceux à granulations acidophiles et basophiles.

Chez l'adulte, il y a environ 6 à 8.000 leucocytes par millimètre cube de sang. A l'état normal, les proportions restent presque les mêmes, peu modifiées par les conditions physiologiques et sont à peu près identiques dans tous les vaisseaux (Zuntz). *C'est l'équilibre leucocytaire de Leredde et Lœper.*

Les fonctions des globules blancs sont multiples :

Ils absorbent non seulement les corps étrangers (Hœckel, Van Recklinghausen, Ranvier, Metchnikoff), corps inertes, poussières, pigments, mais aussi les cellules mortes, dont il faut se débarrasser. Il en est de même partout, dans le système nerveux, les muscles en état d'atrophie, les foyers hémorragiques, etc. *Cette fonction s'exagère au cours des états pathologiques.* Les microbes, introduits dans l'organisme, sont de suite entourés, englobés par les leucocytes qui s'efforcent de les détruire. Ce rôle est dévolu aux gros mononucléaires et aux polynucléaires. Ces éléments se divisent le travail : au début de l'infection, le polynucléaire ou microphage entre en ligne, puis vient le mononucléaire qui englobe les corps étrangers, les germes restés libres, les cellules détruites, les polynucléaires eux-mêmes, chargés de microbes. Pour ce faire, le mononucléaire ou macrophage devient énorme et son protoplasma apparaît bourré de toutes sortes d'éléments qui eux-mêmes, peu à peu, dans l'intérieur de la cellule, sont digérés (Borrel, Werigo, Bezançon et Labbé, etc...).

La phagocytose s'exerce aussi vis-à-vis des substances chimiques, détruit les toxines (Wassermann, Chatenay), attaque les médicaments mis sous la peau (Besredka, Calmette, Lombard, Arnozan et Montel, etc.), les solubilise, les assimile. Le leucocyte transporterait même la substance médicamenteuse là où son activité bienfaisante doit s'exercer : le mercure irait aux lésions syphilitiques, le fer aux organes hématopoïétiques, l'arsenic à la glande thyroïde, l'acide cinnamique aux foyers tuberculeux (Filudine), etc.

Le leucocyte se comporte de la même façon à l'égard des aliments. Il possède une activité propre et sécrète des substances variées, analogues aux ferments solubles : Portier et Salkowsky ont vu de l'oxydase; Hewson, Brucke, Glénard du ferment coagulant; Duclos une substance anticoagulante; Bordet, Metchnikoff ont vu de la *cytase*, ferment digestif qui attaque, détruit les éléments étrangers.

Les substances agglutinantes, sécrétées dans les infections, sont produites par les leucocytes.

Il y a donc, dans le globule blanc, une sécrétion interne, qui reste interne tant qu'il n'y a pas de trouble de vie leucocytaire, *mais qui devient aisément intra-cellulaire, laissant passer dans le sérum et les sérosités les ferments susnommés.*

Le leucocyte est mobile, s'étire, se fixe ou non, allant là où sa présence est nécessaire. C'est cet appel particulier qui a été désigné par Lebert, Massart sous le nom de *chimiotaxie.*

En résumé, le leucocyte est une glande uni-cellulaire mobile (Ranvier), une cellule à tout faire, un microcosme (Labbé).

4° Hématoblastes

Ce sont des éléments cellulaires du sang, que la plupart des auteurs font dériver des globules blancs et auxquels ils attribuent un rôle dans la coagulation de ce liquide.

5° Plasma

Il est formé de sérum et des éléments constituants de la fibrine. Celle-ci, ainsi que je l'ai indiqué, n'est pas préformée dans le sang, qui ne contient que ses matériaux. Elle n'est qu'un élément de dépense, apparaissant quand besoin est.

La quantité de fibrine est de 4,05 0/00, dans le plasma du sang normal (Schmidt et Lehmann). Toute modification à cette proportion indique un état pathologique.

Le *sérum* comprend de l'eau avec, en dissolution, des matières azotées (urée, acide urique, créatine, etc.), des albuminoïdes, du glucose, des graisses, des pigments, des gaz, des métaux, etc. La composition du sérum normal est remarquablement fixe (Achard). Elle provient d'une sorte de balancement qui s'établit entre le sang et les tissus, grâce à l'osmose. Ces échanges osmotiques ont lieu en tous les points du torrent circulatoire, surtout au niveau des émonctoires : reins, poumons, et entre le sang et les sérosités interstitielles. Ils sont très actifs, et les divers émonctoires se suppléent, se soutiennent les uns les autres, afin d'assurer l'équilibre de la composition chimique du sérum.

La masse totale du sang possède une fixité non moins remarquable que celle des éléments constituants du sang. Diminuée par une hémorragie ou, au contraire, augmentée par une injection intra-veineuse, elle tend vite à revenir à la normale.

Donc, qu'il s'agisse de chacun des éléments du sang, ou bien de la masse sanguine totale, on constate une remarquable *tendance à l'équilibre physiologique*.

Le sang circule, à travers nos éléments anatomiques, à une vitesse considérable. En vingt-quatre heures on estime à 20.000 litres le sang qui traverse le poumon, 130 litres passant à travers le rein. Un nombre immense de molécules de sang, avec toutes les substances qu'elles véhiculent, sont offertes aux organes qui y puisent, avec une sorte d'élection, ce dont ils ont besoin pour leur nourriture ou ce qu'ils doivent détruire.

NAISSANCE, VIE ET MORT DU SANG

Nous serons très brefs sur ces différentes questions.

L'origine des globules rouges semble encore obscure.

Chez le fœtus, ils proviendraient des éléments vaso-formateurs, grandes cellules ramifiées, vues par Ranvier.

La rate, le foie, la moelle osseuse concourent également à la production des hématies. Mais l'agent le plus actif, à ce moment, est le foie.

Chez le nouveau-né, la formation des globules rouges s'opère dans le tissu myéloïde constitué par la moelle osseuse mais qui, également très disséminée, se trouve dans les ganglions, la rate, le foie.

Chez l'adulte, le tissu myéloïde est plus localisé, la moelle des os seule en étant constituée, et les hématies en naissent par le même processus que chez l'enfant.

Les globules blancs naissent dans les organes lymphoïdes, productions disséminées du tube digestif, ganglions, rate, amygdales.

Si nous voulons caractériser le processus génitique du sang nous dirons, avec le professeur agrégé Marcel Labbé, que ce liquide est une sorte de sécrétion physiologique des organes hématopoïétiques, avec cette différence relativement aux sécrétions glandulaires habituelles que, dans ce cas, l'appareil sécrétant est, une fois localisé, extrêmement diffus. Sans les organes hématopoïétiques, le sang ne possède pas d'individualité.

De même, c'est dans ces organes hématopoïétiques que *meurent* les cellules rouges, dans la rate (expériences sur les animaux dont toute la rate avait été enlevée — professeurs Jolyet et Légerot), les ganglions, le foie, qui ont présidé à leur naissance.

Les hématies sont absorbées par les leucocytes, leur stroma digéré, l'hémoglobine transformée en pigment ocre, en pigment biliaire. Celui-ci se trouve, à son tour, repris par les globules jeunes, assimilé, et il fabrique à nouveau de l'hémoglobine.

Les globules blancs, dans les foyers inflammatoires, se transforment en globules de pus, en cellules géantes, épithélioïdes. Ils subissent des dégénérescences amyloïde, caséeuse, granulo-graisseuse, vitreuse. Ils sont englobés par les cellules phagocytaires qui en débarrassent la circulation. Mais, ici encore, les organes hématopoïétiques jouent le premier rôle (Labbé), car on voit dans ces organes, de gros phagocytes digérant, transformant les cellules inutiles, laissant leurs ferments en liberté dans le plasma. Celui-ci meurt à son tour, sa fin est marquée par une précipitation de la fibrine, qui résulte de l'action sur la matière fibrinogène de la plasmose. La fibrine se trouve, elle aussi, digérée par les leucocytes, grâce à leur ferment fibrinolytique.

Les sels du plasma ne se détruisent pas, mais se combinent avec les tissus, disparaissent par les sécrétions glandulaires de l'appareil rénal (Demay de Certant).

CHAPITRE II

LE GLOBÉOL

Nous avons, dans le précédent chapitre, étudié succinctement le sang que nous avons considéré, en dernière analyse, comme un *produit de sécrétion des organes hématopoiétiques*.

Nous en avons vu la composition, la structure; nous avons parlé de ses globules rouges, des leucocytes, plus particulièrement, du plasma, du sérum. Nous l'avons vu naître, vivre et mourir.

Nous avons mis en relief le fait suivant : le sérum sanguin est un soluté de leucocytes. Ceux-ci y déversent leur prctoplasma, avec ce qu'il contient d'énergie vitale.

Et maintenant, d'ores et déjà, nous pouvons dire : *tous ces principes*, quels qu'ils soient, avec leur variété, leur importance, toutes ces substances, reflets de la vie organique, nous les *trouvons*, nous les rencontrons réunis dans le médicament de Chatelain, qu'est *le Globéol*.

1° Qu'est-ce que le Globéol?

2° Quelle est son action physiologique?

3° Quelles sont les médications que la clinique thérapeutique peut mettre en parallèle avec lui, et pourquoi doit-il être préféré à ces médications?

4° Quel est son mode d'emploi?

I. — QU'EST-CE QUE « *LE GLOBEOL* » ?

Le Globéol a pour base l'extrait total du sang de cheval (sérum et globules rouges). Il renferme l'intégralité des éléments reconstituants et modificateurs du sang : plasma, oxydases, lipoïdes, anticorps, endocrines, hormones, cytopoïétines et autres stimulines, antitoxines, précipitines, catalases, etc...

Cet extrait total sanguin est additionné de Paullinia Sorbilis et de Picrœna excelsa ainsi que d'une légère quantité de fer et de manganèse à l'état colloïdal, qui ajoutent à ses propriétés animées et vivantes leur action tonique, stimulante, développée à l'état naissant.

Le Globéol est préparé dans des laboratoires spéciaux, et le *globulaire* sanguin des chevaux sacrifiés le matin, peut être mis sous forme de pilules de *Globéol le jour même.*

Les ferments du sang sont conservés à l'état actif, grâce à des procédés originaux nouveaux et perfectionnés qui permettent d'opérer dans des conditions d'extrême rapidité et avec une rigueur scientifique aussi parfaite que possible. Le sérum, obtenu dans les mêmes conditions et sous forme de poudre jaune ambrée, est incorporé au Globéol.

A. — Les ferments du sang sont contenus dans le Globéol.

Ces ferments sont les *cytopoïétines* qui sont des excitants de prolifération cellulaire, des ferments régénérateurs du sang, au premier chef, les *cytostimulines* qui excitent le système nerveux, lequel provoque le fonctionnement glandulaire. Le Globéol favorise la production des *anticorps* qui jouent le rôle principal dans la lutte entre microbes et toxines. Les uns, dans cette lutte antimicrobienne, ont une action empêchante, les autres sont bactéricides : la remibiliratrice de Bordet, le cytase de Buchner, etc..... les agglutinines. Il y a aussi les hormones, sécrétions internes des glandes, qui vont à distance provoquer la synergie fonctionnelle des divers organes. Citons encore des oxydases, catalases, etc...

Or, c'est dans de telles conditions qu'est préparé le Globéol et c'est pourquoi il conserve, sous forme de pilules, toutes les propriétés actives de l'extrait total du sang, activité qui est la caractéristique de sa supériorité.

B. — Autres composants du Globéol :

a) HÉMOGLOBINE : nous avons déjà parlé de cette substance, lors de notre étude sur le sang

b) FER et MANGANÈSE COLLOÏDAUX.

Fer. — *Il est à l'organisme de l'être supérieur, ce que l'allumette est aux foyers de combustions.* Il entretient la mise en jeu régulière des phénomènes vitaux, qui, finalement, aboutissent à la production d'énergie, sous forme de chaleur, électro-tonus, mouvement, etc... Cette importance du fer se montre aussi bien chez les végétaux que chez les animaux. Sa présence est indispensable à la formation du pigment chlorophyllien. Comme l'animal, la plante peut éprouver une sorte de misère physiologique, que Viaud et Mazet ont rapprochée de la chlorose ou anémie, et que Buisine a pu guérir par le traitement ferrugineux, etc...

La majeure partie du fer, chez l'animal, se trouve fixée dans l'hémoglobine. Cardan l'a constaté, en 1663; Schmidt a établi sa localisation dans le globule rouge; Boursingault en a trouvé 0,35 dans 100 grammes de globules secs, ce qui fait environ 1,40 sur 1.000 grammes de globules humides.

La masse du sang, chez un homme de poids ordinaire, contient en moyenne

3 grammes de fer. Ce métal est disséminé dans les humeurs (bile, lait), dans les organes (rate, foie). « Le fer est l'ami de nos organes », disait Cruveilhier.

Comment agit-il? Pereira, Mialhe, Labig, Bouchardat, Hirtz en font un aliment du sang; Trousseau et Pidoux le représentent comme un excitant des fonctions végétatives; pour Claude Bernard, ce serait un eupeptique. On a invoqué une action vaso-formatrice (Pokroacki, Cornéliaud). Ce que l'on a surtout mis en relief est l'action régénératrice du sang qui, d'après Hayem, s'opérerait en deux phases : 1° Phase de multiplication des hématies; 2° Phase de perfectionnement des hématies. Le fer arrêterait le processus de déglobulisation et permettrait aux hématies d'acquérir leur parfait développement. Pour Vaquez, le fer agirait comme une sorte de sensibilisatrice. Les récentes recherches sur les oxydases ont inspiré à Fiquet une interprétation purement chimique du mode d'action des sels ferreux : « Il faut, dit-il, reconnaître à ces médicaments une action spéciale, qui résulte de l'apport de l'oxygène aux cellules. Ils agissent comme l'hémoglobine elle-même, renforcent son action et contribuent ainsi largement aux phénomènes de nutrition. Tous les ferrugineux n'ont pas la même valeur. Ils agiront d'autant mieux, qu'ils fixeront plus facilement l'oxygène, pour le céder ensuite; en un mot, qu'ils se rapprocheront le plus de la constitution des ferments oxydants ».

Les conditions de cette vitalisation diastasique le Globéol nous les offre précisément, grâce à son fer colloïdal, et pour démontrer l'importance de ce fer à l'état colloïdal nous dirons, qu'après Garrigou, Bouquet a récemment fondé sur sa présence le mode d'action des eaux minérales ferrugineuses. « Elles agissent, dit-il, en activant les oxydations organiques et, par conséquent, en améliorant la nutrition générale. Cette action se manifeste, soit en favorisant la production des oxydases naturelles, soit en introduisant dans l'économie des éléments minéraux capables de remplacer ces oxydases et de jouer le même rôle qu'elles. »

Manganèse. — C'est Bre a qui, au début du siècle dernier, prescrivit le peroxyde de manganèse, et c'est Wurzer qui, en 1870, constata le premier sa présence dans le sang.

Pour Pétrequin, l'association du manganèse au fer est indispensable : « En administrant le fer, dit-il, on comble le déficit de ce métal dans le sang, mais en adjoignant aux préparations martiales une petite quantité de manganèse, ainsi que l'analyse du sang le réclame, on imprime aux premières toute l'énergie qui leur manque, et on aide puissamment à la réparation des globules et à la reconstitution du fluide sanguin ».

Il semble que le cycle biologique du manganèse dans l'organisme animal, soit analogue à celui du fer. « Comme le fer, dit Gaube, et d'une manière beaucoup plus intense, le manganèse agit en excitant les ferments oxydants du globule sanguin, et lorsque le sang ne contient pas de manganèse, il manque aux échanges gazeux, à la respiration du globule, un élément d'activité ».

Le manganèse est regardé comme le véritable agent de la matière oxydasique. Trillat a prouvé que l'activité des sels manganeux est liée à l'état colloïdal du métal et a même préparé une oxydase artificielle en combinant du manganèse à une matière colloïde. Mais l'action activante du manganèse peut se manifester à l'égard de fermentations autres que les oxydasiques. Ce qu'il y a de surprenant, c'est que les doses faibles agissent mieux que les fortes, et la puissance de l'infinitésimal est d'autant plus grande que le métal se trouve à l'état colloïdal.

Nous venons de voir que le fer et le manganèse contenus dans le Globéol l'étaient à l'état colloïdal, et nous leur avons attribué de ce fait une activité plus grande. Qu'est-ce donc que l'état colloïdal? On entend par état colloïdal de la matière un état voisin de l'état liquide, avec lequel il fut longtemps confondu, état de ténuité considérable, état voisin de l'état liquide. Le filtre le plus parfait ne peut retenir les particules constituantes de la matière colloïdale; le microscope le plus puissant, le plus perfectionné, n'avait pu les déceler. Il a fallu, pour les voir, employer l'ultra-microscope. D'une manière générale, on peut dire que toutes les matières vivantes peuvent être considérées comme des colloïdes.

L'analyse rapide des éléments constituants du Globéol nous permet de constater l'importance de ce médicament.

Le Globéol contient tous les principes du sang : globules, plasma, sérum avec ses ferments variés avec une addition de métaux à l'état colloïdal.

On a complété l'action des éléments du Globéol en leur adjoignant le principe actif des semences du Paullinia sorbilis qui renforce et régularise la tonalité des contractions cardiaques, stimule les centres nerveux et provoque des décharges urinaires susceptibles de ramener à la normale la tension sanguine.

Le principe amer du Picrœna excelsa, tonique d'une énergie puissante, excite la sécrétion gastrique et biliaire, augmente les contractions intestinales et combat, de ce fait, la constipation.

II. — ACTION PHYSIOLOGIQUE DU GLOBÉOL

A. — Le Globéol est tonique.

Avant tout, le *Globéol* est un *merveilleux reconstituant*, un aliment médicamenteux. *C'est le plus grand pourvoyeur d'énergie que nous connaissions.* Il s'adresse au tube digestif dont il réveille les ressources organiques, dont il accroît la renaissance créatrice. *C'est un ferment d'invigoration,* jamais il n'irrite ni l'estomac, ni l'intestin, parce qu'il agit d'emblée sur l'hémopoïèse viscérale (Régnier). Momentanément, il subit l'action des sucs digestifs, pour reconstituer ensuite son état moléculaire et sa vitalisation. Il excite l'appétit et ce reconstituant, ce tonique, ne constipe jamais.

Grâce aux cyto-stimulines qu'il contient, il excite le système nerveux, stimule toutes les fonctions et provoque l'hyperfonctionnement des appareils glandulaires. Il donne aux malades la satisfaction de l'état de santé.

1° Le Globéol régénérateur du sang.

Il agit, par ses cytopoïétines, sur les globules rouges, dont le nombre se trouve multiplié et dont la qualité devient *surtout* meilleure.

L'hémoglobine, le fer, le manganèse colloïdaux augmentent encore la richesse pigmentaire de ces globules et, par conséquent, leur valeur intrinsèque.

Chez quelques malades, les sécrétions internes sont insuffisantes, le Globéol répare cette insuffisance.

En somme, c'est un *réparateur quantitatif et qualitatif du globule*, il réalise une *véritable transfusion de force*. Et ceci est normal, et ceci ne peut pas ne pas exister, *puisque le Globéol est du sang complet, avec tous ses principes actifs, ses ferments, ses métaux, etc...*

Cette action tonique du Globéol s'exerce également, et de façon primordiale, sur l'appareil circulatoire, sur le système musculaire et sur le système nerveux. C'est ce qui ressort des belles expériences du professeur Rémond, professeur de clinique médicale à la Faculté de médecine de Toulouse.

2° *Le Globéol tonique du cœur.*

Si nous isolons de l'organisme un cœur de grenouille, et si nous mettons ce viscère en contact avec du sérum de Locke, nous voyons que les contractions cardiaques, entretenues d'abord, finissent par diminuer. Dès lors, il suffit d'additionner de Globéol, le sérum de Locke, pour maintenir constants le rythme et l'amplitude du cœur normal isolé, pour restituer à l'organe fatigué son amplitude maximum.

Autre expérience, toujours du professeur Rémond : Injectons du Globéol dans la carotide d'un chien, l'amplitude cardiaque se maintient double, quelquefois quintuple de la normale, pendant plusieurs heures. *Le Globéol est le régénérateur du cœur malade par excellence*, puisqu'il ne surélève pas la pression sanguine, et nous verrons plus loin les services qu'il rend dans toutes les affections cardiaques.

Nous allons citer largement le savant mémoire du Prof. Rémond :

Ces propriétés sont dues, sans conteste, à l'oxygène qu'il véhicule, ainsi qu'à ses ferments métalliques colloïdaux, qui viennent surexciter l'activité des éléments sanguins.

« Les expériences poursuivies sur la pression sanguine du chien ne sont pas moins démonstratives quant à l'action toni-cardiaque du Globéol.

« On met en relations, par l'intermédiaire d'une canule et d'un tube rempli de liquide anti-coagulant la carotide d'un chien anesthésié au chloralose avec l'une des branches d'un manomètre spécial (kymographe) ; le mercure de l'autre branche de l'appareil est surmonté d'un flotteur avec stylet inscripteur horizontal.

« Expérience 6 : On enregistre tout d'abord la pression normale du chien (à retenir que le chloralose ne modifie pas cette pression) ; elle est de 16 centimètres, le cœur a une amplitude de 3 millimètres.

« A 3 heures, on injecte dans la veine saphène de l'animal 10 centigrammes de Globéol dissous dans 10 cm^3 d'eau ; on constate que l'amplitude du cœur ne tarde pas à s'accroître ; après quinze minutes, elle est double de la normale (7 millimètres) et elle se maintient telle pendant les deux heures que nous l'enregistrons.

« Le rythme cardiaque est moins rapide ; quant à la pression minimale, elle s'est abaissée à 14 centimètres, ce qui fait que malgré l'augmentation de l'amplitude, la pression maximale est sensiblement identique à celle du début.

(Voir les deux tracés des pages 14 et 15.)

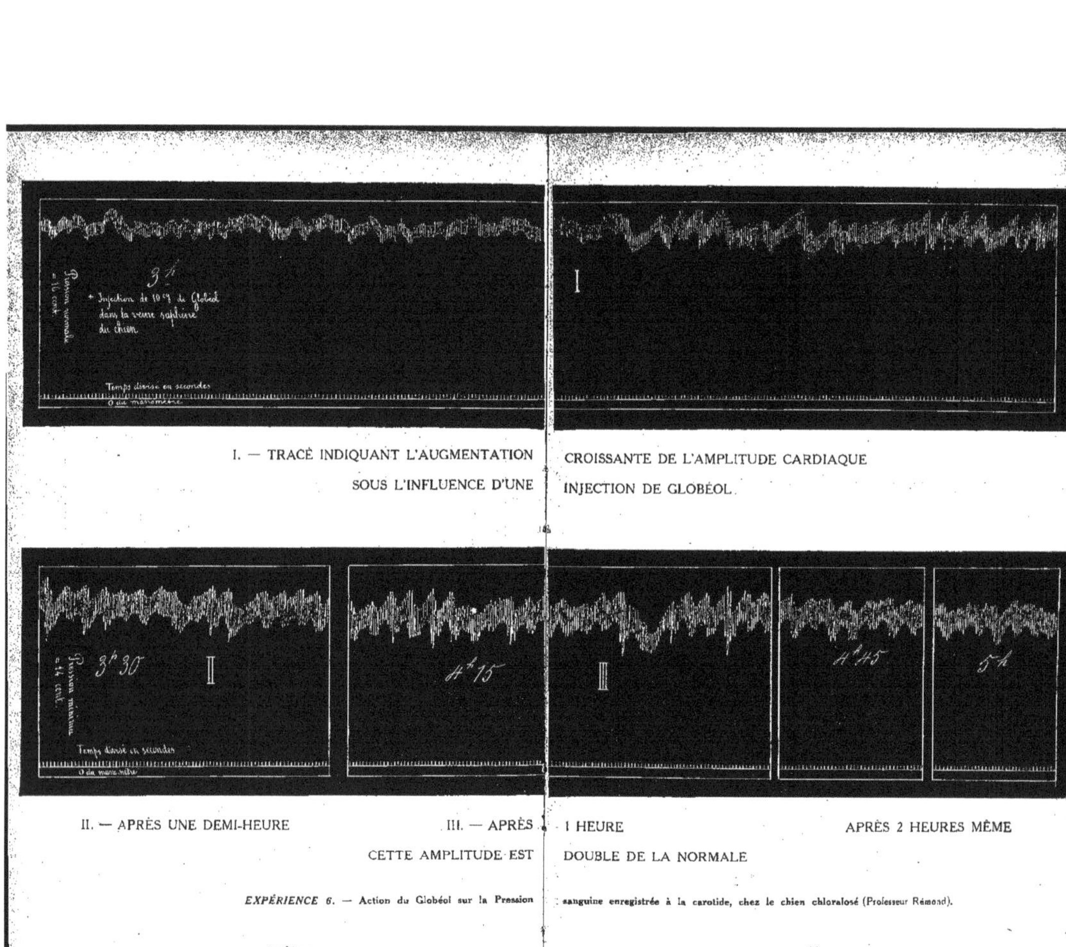

I. — TRACÉ INDIQUANT L'AUGMENTATION CROISSANTE DE L'AMPLITUDE CARDIAQUE SOUS L'INFLUENCE D'UNE INJECTION DE GLOBÉOL.

II. — APRÈS UNE DEMI-HEURE

III. — APRÈS 1 HEURE

APRÈS 2 HEURES MÊME CETTE AMPLITUDE EST DOUBLE DE LA NORMALE

EXPÉRIENCE 6. — Action du Globéol sur la Pression sanguine enregistrée à la carotide, chez le chien chloralosé (Professeur Rémond).

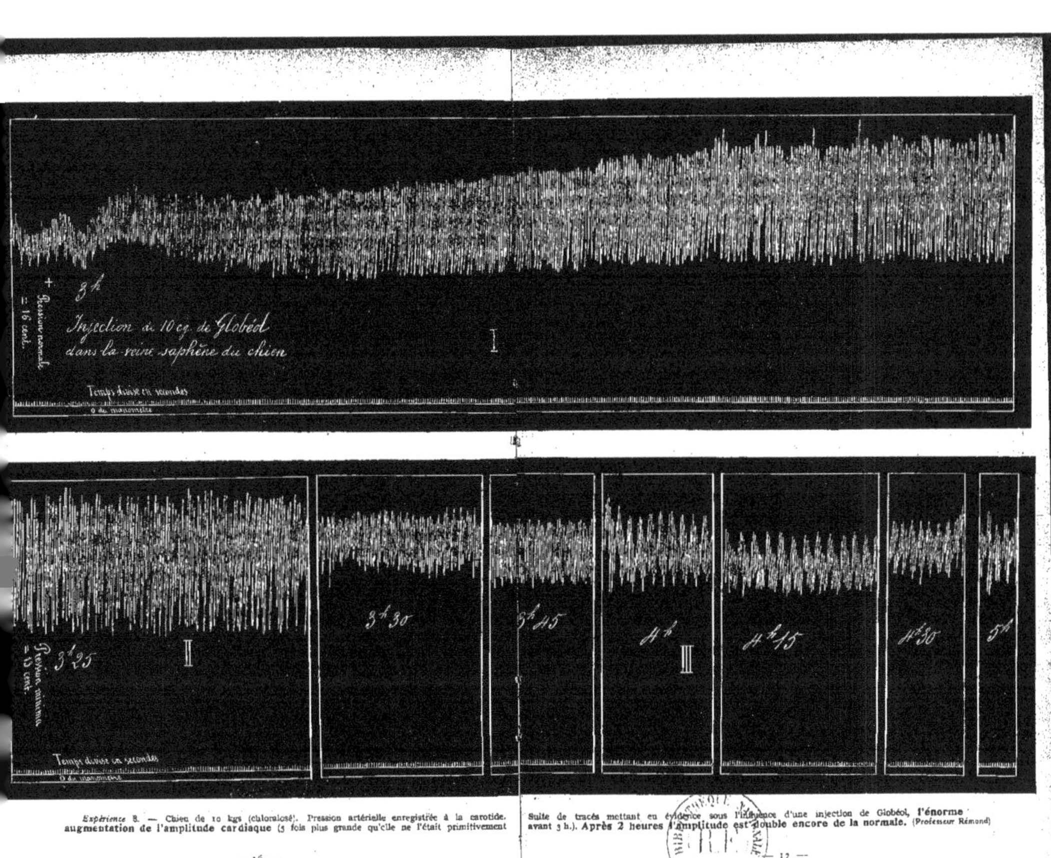

Expérience 8. — Chien de 10 kgs (chloralosé). Pression artérielle enregistrée à la carotide. Suite de tracés mettant en évidence sous l'influence d'une injection de Globéol, **l'énorme augmentation de l'amplitude cardiaque** (5 fois plus grande qu'elle ne l'était primitivement avant 3 h.). **Après 2 heures l'amplitude est double encore de la normale.** (Professeur Rémond)

« Dans une autre expérience (expérience 8), la pression du début de 16 centimètres : le cœur a une amplitude normale de 7 millimètres sur le tracé. A peine l'injection de 10 centigrammes de Globéol est-elle pratiquée dans la saphène, que la systole ventriculaire s'accroît considérablement et pendant vingt minutes on peut enregistrer une contraction cardiaque de 33 millimètres, soit cinq fois plus grande que normalement; la pression minimum s'abaisse à 13 centimètres.

« Après trois quarts d'heure, l'amplitude cardiaque est encore double de l'amplitude primitive.

(Voir les deux tracés des pages 16 et 17.)

« Il faut le dire, c'est surtout le premier mode de réaction qui est coutumier : sous l'influence de l'injection de Globéol, on voit, sans augmentation manifeste de la pression sanguine, l'amplitude du cœur augmenter progressivement et se maintenir durant un long temps, ainsi accrue.

Série des contractions musculaires indiquant la fatigue du muscle sous l'influence de chocs successifs d'induction. | **5 minutes après l'injection de 1 centigramme le muscle répond aux excitateurs.**

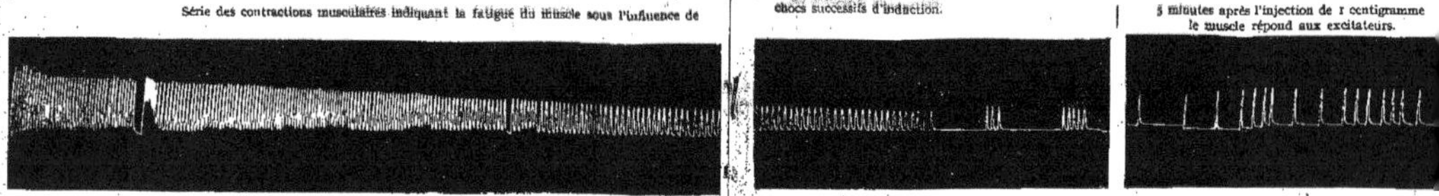

***Expérience* 38. — Ce tracé met en évidence la rapidité avec laquelle le globéol est susceptible de permettre la restauration du muscle épuisé. (Professeur Rémond).**

« Les conclusions qui s'imposent de l'expérimentation tant sur le cœur isolé que sur le cœur *en place* et la pression sanguine sont donc les suivantes :

1° *Le Globéol, véritable substitut du sang circulant, est susceptible d'entretenir le cœur isolé de l'animal hors de l'organisme, avec un rythme égal et une amplitude maximale et constante.*

Série de contractions musculaires répondant à des chocs d'induction se succédant rapidement.

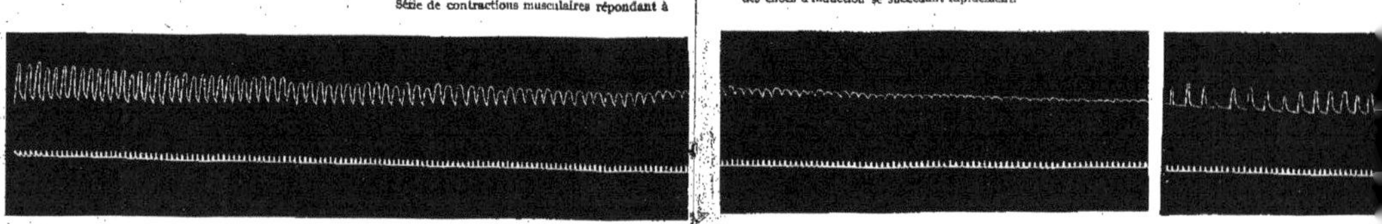

***Expérience* 39. — Ce tracé met en évidence la résistance à la fatigue du muscle de grenouille, ayant reçu avant l'expérience une injection de 1 centigramme de globéol. (Professeur Rémond).**

Le Globéol constitue donc l'excitant normal physiologique du cœur ;

2° *Le Globéol manifeste une action tonique d'autant plus intense que le cœur est plus fatigué.*

Le Globéol est donc par excellence le régénérateur du cœur malade ;

3° *Le Globéol n'élève sensiblement pas la pression sanguine moyenne.*

3° Le Globéol tonique du muscle.

Mais le cœur, sur lequel nous venons de voir se manifester l'action du Globéol, est un muscle, et il est intéressant de se demander si l'action du médicament s'étend au système musculaire en général.

« Le Globéol ne modifie pas sensiblement l'excitabilité du muscle normal, mais le sérum globéolisé, substitué au sang, entretient le fonctionnement normal du muscle. » (Professeur Rémond). *L'action du médicament se manifeste surtout sur le muscle fatigué.*

Et ceci est facile à comprendre, puisque le Globéol ne *constitue pas un excitant artificiel*, mais un véritable *énergétique du muscle*, auquel il fournit en abondance l'oxygène nécessaire et les éléments catalytiques lui permettant d'utiliser cet oxygène, indispensable à sa nutrition, comme à sa réparation.

4° Le Globéol tonique nerveux.

N'est-il pas naturel de penser que le Globéol, véritable substitut du sang circulant, soit un merveilleux tonique nerveux ?

Or les expériences poursuivies sur l'action médullaire du Globéol mettent en évidence le rôle dynamogène de ce produit vis-à-vis de la moelle. Le pouvoir réflexe de celle-ci est accru. Les centres cérébraux sont tonifiés, vivifiés; tout l'axe cérébro-spinal est désintoxiqué. Nous savons que la cellule nerveuse est une aérobie dont la vie est liée essentiellement à une bonne oxygénation (Légerot). Or, le Globéol, riche en hémoglobine et en oxydases, représente un neurotrophique idéal.

B. — Propriétés antitoxiques du Globéol.

Les poisons, les toxines sécrétés par les microbes, sont des plus dangereux. Or, l'organisme élabore naturellement, pour lutter contre l'infection, des substances antitoxiques. Cette défensive diminue considérablement chez les individus fatigués, surmenés, affaiblis. Or, le Globéol, introduit dans l'organisme, favorise la production des antitoxines qui luttent contre les éléments infectieux : grâce à un phénomène d'activité, appelé chimiotaxie positive, ces antitoxines agissent dans les organes où se trouvent ces germes nocifs, et réveillent partout les phénomènes de défense organique.

C. — Propriétés immunisantes du Globéol.

Le Globéol introduit dans l'organisme peut également favoriser la production des opsonines qui mettent l'économie dans un meilleur état de défense en augmentant le pouvoir phagocytaire des globules et la valeur bactériolytique du sérum sanguin. Wright, dans un récent ouvrage, *Studies on immunisations*, a donné la théorie de cette immunisation opsonisante, exaltation, en quelque sorte, des policiers de l'organisme.

Le sang est peut-être plus important par les énergies qu'il recèle que par les matériaux qu'il apporte. Or, le Globéol, qui renferme les éléments du sang intégral, *possède toutes ces énergies,* et il n'est pas surprenan que l'on ait pu dire : dans chaque grain de Globéol sont contenus les éléments de la vie.

Le Globéol prépare cette immunité parce qu'il renferme des substances spéciales qui interviennent dans l'organisme pour accroître l'efficacité de ses actes défensifs.

Il contribue à donner aux phagocytes le pouvoir d'englober plus de bactéries et augmente les vertus immunisantes et reconstituantes de premier ordre du sérum. La voie stomacale impressionne favorablement toutes les cellules vivantes.

D. — Travaux sur le Globéol.

Le Globéol a fait l'objet de nombreux travaux dont nous parlerons dans l'étude des applications cliniques de ce produit.

Il a été l'objet de multiples observations qui ont été publiées, ainsi que de communications aux sociétés savantes.

Dans son rapport à l'Académie de médecine, le 7 juin 1910, le Dr Joseph Noé, de la Faculté de Paris, lauréat de l'École supérieure de pharmacie, exchef de laboratoire de la Faculté de médecine, déclarait :

« Le Globéol est un adjuvant des plus utiles pour la cure anti-neurasthénique et pour le traitement de l'anémie tuberculeuse. Il constitue la médication spécifique de tout état anémique et de la chlorose ainsi que le remède par excellence de toute maladie de langueur. Il augmente en quelque sorte la force de vivre et abrège la convalescence.

« Ses avantages pharmacodynamiques résultent de ce qu'il ajoute aux bienfaits reconstituants du fer les effets biocatalytiques du manganèse. De plus, par l'incorporation de ces deux agents, à l'état colloïdal, dans un extrait protoplastique de globules sanguins, il réalise une intéressante synergie opothérapique, une véritable opothérapie médicamenteuse qui non seulement perfectionne l'hématose grâce à ses propriétés bioplastiques et cyto-énergétiques, mais qui encore est antitoxique et biotonique.

« Sa forme pilulaire permet d'éviter tous les inconvénients dyspeptiques de la médication ferrugineuse et, grâce à la libération réfractée qui s'opère dans le milieu intestinal, assure l'assimilation intégrale des principes médicamenteux qui constituent son complexe colloïdal. »

Le professeur Garrigou, de la Faculté de médecine de Toulouse, directeur de l'Institut d'hydrologie, dans une communication à l'Académie des sciences de Toulouse, le 9 mars 1916, ainsi que dans un mémoire à l'Académie de médecine de Paris, le 13 juin 1916, a établi tout l'intérêt que présente la médication par le Globéol :

« Il serait trop long, dit-il, d'occuper les instants de l'Académie à écouter les détails de la longue série des observations recueillies à ce sujet.

« Je dois dire cependant, puisque j'ai parlé du fer, auquel 30 o/o des malades sont sensibles, que la préparation ferrugineuse qui m'a paru la plus facilement et la plus régulièrement absorbable, a été le Globéol, contenant les globules du cheval; j'en ai en ce moment sous les yeux un cas des plus concluants. »

Nous pouvons citer encore la déclaration du professeur Dr. Cav. Féderico Lombard, chef du service médico-chirurgical à la cour royale d'Italie, médecin de l'hôpital S. Chiara à Pise, sanatorium Victor-Emmanuel, à Pise.

« Je puis dire que je suis vraiment convaincu de cette vérité que le Globéol est meilleur que tout autre remède. Aussi, ai-je tenu à l'expérimenter dans un grand nombre de cas, notamment au sanatorium Vittorio-Emmanuele III, à Pise, dont je suis le directeur, et où il passe par mois plus de 100 malades. Je dois dire de suite que la plupart sont des tuberculeux et des anémiés. »

Le professeur Charvet, ex-professeur agrégé près la Faculté de médecine de Lyon, conclut en ces termes une suite de nombreuses observations cliniques faites chez les surmenés de guerre :

« Pour la reconstitution, le Globéol administré d'une façon précoce, traduit ses effets par une *reglobulisation rapide*, le relèvement de la force musculaire et de la tension artérielle et permet l'envoi précoce des surmenés en convalescence. »

Il agit, dit-il, principalement en favorisant la rénovation sanguine et en stimulant la prolifération de globules rouges physiologiques, il reminéralise les tissus et permet ainsi une résistance victorieuse à la maladie.

Les expérimentations faites par le Dr Delobel, lauréat de l'Académie de médecine et de l'Académie des sciences, montrent également que le Globéol exerce une action générale sur l'organisme en stimulant son activité et en assurant la nutrition.

III. — QUELLES SONT LES MÉDICATIONS QUE LA CLINIQUE THÉRAPEUTIQUE PEUT METTRE EN PARALLÈLE AVEC LE GLOBÉOL, ET POURQUOI DOIT-IL ÊTRE PRÉFÉRÉ A CES MÉDICATIONS ?

N'y a-t-il pas dans la thérapeutique des substances, des médicaments capables d'être mis en parallèle avec le Globéol, de le remplacer au besoin.

Examinons quelques-unes de ces médications :

A. — Les préparations martiales.

Il n'y a peut-être pas de substances qui, dans la pharmacopée française, aient été plus célébrées que le fer. Or, il peut être nuisible aux malades, dangereux même, comme il peut devenir une arme excellente.

Pour administrer les préparations ferrugineuses, il ne faut guère compter que sur la voie stomacale. Les injections de sels solubles sont peu usitées; la peau, les tissus sains ou malades paraissant ne pas absorber utilement cette substance; or, dès l'introduction du fer dans la cavité buccale, même à une très faible solution, 1/1.000e, il laisse aux papilles linguales une impression styptique, astringente, désagréable. Il noircit les dents, par suite de la formation des sulfures et tannates de fer qui déposent sur l'émail.

Le fer fatigue l'estomac, produit des épreintes épigastriques pénibles ou de la diarrhée, ou bien une constipation opiniâtre.

Il prédispose à la congestion organique, favorise les hémorragies, épistaxis, surtout les hémoptysies chez les tuberculeux, les cardiaques. Le fer est assez peu retenu par l'intestin.

Étant donnée la richesse en fer de l'hémoglobine du sang des animaux (42 o/oo de fer), c'est à cette substance que l'on a volontiers recours en cas d'indication. Mais, il y a hémoglobine et hémoglobine. Il faut que celle-ci soit irréprochable. Malheureusement, des qualités inférieures de ce produit se trouvent mélangées de sang de bœuf trop souvent insoluble, sans compter les défauts de préparation industrielle.

Pour ces raisons, de toutes les préparations martiales, il n'y a vraiment que le Globéol qui puisse compter, en raison du fer colloïdal ajouté au sang intégral, et nous avons vu que l'état colloïdal des métaux modifiait profondément la nutrition, en même temps qu'il luttait contre les germes infectieux.

B. — Que dire des toniques en général? coca, kola, quinquina, etc., etc.

La liste en est longue.

Ces substances ne sont bonnes que momentanément, dans des cas très définis. Elles ne donnent qu'un « coup de fouet » à l'organisme, une poussée passagère, à la suite de laquelle se montre, trop souvent, une profonde dépression. Ce sont des excitants, pas autre chose. A plus forte raison, ne possèdent-elles pas, comme le Globéol, toutes les propriétés du sérum sanguin. Elles ne donnent pas de globules, elles ne constituent pas un aliment, elles n'existent pas dans l'organisme, n'en font pas partie intégrante. De plus, elles sont échauffantes, elles constipent toujours. Enfin, prises sous forme d'élixir, de vins généreux, elles produisent surtout de l'excitation du système nerveux et facilitent trop souvent l'alcoolisation de l'individu.

C. — L'arsenic.

C'est un bon médicament, mais tout le monde ne le supporte pas. Il agit mal sur les voies digestives, fatiguant l'estomac, troublant l'intestin; pris en injections sous-cutanées, il rend quelquefois des services, mais il y a l'injection compliquée, douloureuse, dangereuse souvent. De plus, il est absolument contre-indiqué dans le cas d'adultération des émonctoires, du foie, des reins, car il devient dangereux en s'accumulant. Les cardiaques le redoutent, les artério-scléreux également; il donne un embonpoint de mauvaise nature aux tuberculeux et rend trompeuse la cure de cette affection. Son rôle n'est que celui d'un tonique, difficile à manier, qu'il faut interrompre sans cesse. Il ne régénère pas la masse sanguine, il ne dépose pas dans l'économie, comme le Globéol, les ferments du sang, avec leurs énergies latentes.

D. — Les phosphates, le phosphore.

Nous savons qu'au point de vue de l'absorption, les combinaisons phosphatées chimiques sont à peu près illusoires. Plusieurs de ces médicaments passent intacts à travers le tube digestif. On ne peut donc pas compter sur eux. De plus, ils constipent tous.

L'acide phosphorique réussirait mieux, s'il ne brisait pas l'estomac littéralement; après quelques jours de ce médicament, des crampes épigastriques se montrent, les digestions deviennent laborieuses, puis, apparaissent des troubles intestinaux. Cette médication est donc sujette à caution.

E. — Il en est de même des injections sous-cutanées de glycérophosphates, strychnine, sérums variés, etc., etc.

Ces substances peuvent avoir leurs indications très limitées, mais elles ont plus d'inconvénients que d'avantages : action quelquefois trop marquée, nécessité de l'intégralité des émonctoires, risques de lymphangite, d'abcès, complications diverses, etc. Il n'en est pas ainsi avec le Globéol.

F. — Que dire de la transfusion du sang?

Cette intervention a ses indications très limitées; n'est pas récepteur qui veut, n'est pas donneur qui veut. Outre la difficulté opératoire, qui fait que la transfusion ne pourra pas être à la portée de tous, il faut savoir que les bienfaits de la méthode sont essentiellement liés à la teneur du sang en lipoïdes, fonction de l'état de nutrition du donneur, de son habitus physiologique, de ses antécédents pathologiques (Daubigney).

Ce que l'on dit des lipoïdes peut se répéter, mot pour mot, des autres éléments du sang du donneur. Soulignons l'importance de la teneur du sang injecté, en hémoglobine et en fibrinogène. On peut faire assez aisément un dosage d'hémoglobine par sa capacité pour l'oxygène, mais il est plus difficile d'apprécier la richesse en fibrinogène. Il est encore plus délicat d'évaluer les qualités hématopoïétiques du sang du donneur. On voit la complexité du problème.

N'est-il pas *infiniment plus simple, infiniment plus rationnel d'employer le Globéol*, qui se rapproche le plus de la *transfusion idéale*, le Globéol ayant été préparé dans les conditions les meilleures pour assurer une rénovation abondante.

De plus, son administration répond aux indications formulées par Morawitz. Cet auteur a préconisé, en effet, la méthode des transfusions successives; des injections de 3 centimètres cubes de sang provoquent une excitation de la moelle osseuse bien supérieure aux injections massives; elles évitent, en outre, la coagulation. Mais, ces injections successives peuvent provoquer des accidents anaphylactiques et entraîner la mort. De tout cela, rien n'est à craindre avec le procédé de reconstitution sanguine fractionnée par le Globéol.

Nous avons pu nous rendre compte que des injections de Globéol, pratiquées durant le temps que le professeur Richet a défini, comme limitant l'anaphylaxie, ne produisirent jamais le moindre accident.

En somme, nous le voyons, aucune médication actuellement employée ne peut être mise en parallèle avec la médication globéolique.

Soulignons largement ceci.

Nous avons longuement étudié les principes du sang : les globules rouges, les globules blancs, facteurs d'énergie; le sérum et ses ferments multiples, etc., afin d'en faire saisir l'extrême importance.

Ceci fait, nous avons montré que ces principes existaient intégralement dans chaque petit grain de Globéol; qu'à ces principes étaient adjoints, à l'état colloïdal, du fer et du manganèse, et que ces deux corps renforçaient considérablement l'état du médicament.

Puis, passant en revue quelques médications parmi les plus employées nous avons vu qu'elles étaient inférieures au Globéol, comme sûreté dans les résultats, comme étendue dans les indications thérapeutiques, comme puissance dans le succès, comme tranquillité dans l'emploi.

Et ceci est dû surtout à ce que le Globéol n'est pas un médicament inerte, minéral, chimique, comme le fer, l'arsenic, etc., mais un *médicament* physiologique, possesseur de toutes les énergies et de tous les principes du sang vivant, cette chair liquide comme l'appelait Bordeu.

IV. — MODE D'EMPLOI

L'emploi du Globéol ne rencontre en aucun cas de contre-indication. Il peut être administré dans n'importe quelle maladie et en même temps que n'importe quel autre médicament.

Il ne cause aucune congestion, même chez les tuberculeux hémoptysiques.

Le Globéol se présente sous forme de pilules et de liquide.

Pilules. — États chroniques et à titre préventif : 4 pilules par jour, au repas de midi (20 jours par mois) tous les mois.

États aigus : 8 pilules au repas de midi.

Enfants à partir de 8 ans : 2 pilules par jour.

Liquide. — Le Globéol liquide renferme les principaux principes contenus dans les pilules de Globéol. D'un goût agréable, ne noircissant pas les dents, d'une assimilation rapide, il ne trouble pas les fonctions digestives et ne cause pas de constipation. Loin d'être un défaut, son manque de limpidité est dû à la présence du fer et du manganèse à l'état colloïdal.

Il peut se prendre soit pur, soit coupé avec un peu d'eau ordinaire avant ou après chaque repas :

Adultes. — Une cuillerée à soupe.

Enfants. — De 1 à 5 ans, une cuillerée à café ; de 5 à 10 ans, une cuillerée à entremets, deux ou trois fois par jour.

Dans les états aigus, doubler la dose.

CHAPITRE III

APPLICATIONS CLINIQUES et THÉRAPEUTIQUES DU GLOBÉOL

Les applications du Globéol, en clinique thérapeutique, ont revêtu une *importance considérable*. Elles n'ont pas de contre-indications. Leur succès est constant.

I. — MALADIES DE L'APPAREIL RESPIRATOIRE

Suites de Bronchites.

D'une durée variable, de quelques jours à quelques semaines, de signes plus ou moins accentués, les bronchites sont toujours épuisantes, car elles déminéralisent l'individu rapidement par les sécrétions exagérées qu'elles entretiennent. Aussi laissent-elles toujours de la fatigue organique, de la dépression et, par suite, dès la convalescence constituée, le Globéol s'impose.

Suites de Coqueluche.

La coqueluche, les toux spasmodiques, relèvent on ne peut mieux du Globéol. Nous savons combien la coqueluche est décevante, l'asthénie qu'elle procure, le dépérissement qui la suit, conséquence des vomissements alimentaires. Le médicament de Chatelain en abrège considérablement la convalescence.

Adénopathies trachéo-bronchiques.

Que dire de ces adénopathies, dont le siège est au niveau du hile du poumon, qui succèdent si souvent à la coqueluche dont la durée est si longue et qui relèvent d'un mauvais état général, si ce n'est qu'elles aussi ont besoin du Globéol ?

Emphysème pulmonaire.

Il ne faut jamais se désintéresser de l'emphysème pulmonaire qui peut très bien masquer une maladie mitrale, une inflammation chronique des bronches, surtout la tuberculose pulmonaire. Cette dernière maladie complique singulièrement la question (Béclère, Landouzy, Claisse, Hirtz). Au fond, l'emphysémateux est toujours un insuffisant de la fonction pulmonaire comme d'autres sont insuffisants du foie, des reins, etc.... Cette insuffisance respiratoire entraîne un abaissement du coefficient d'oxygénation du sang, hématologie pathologique (professeur Légero), donc un abaissement de l'hématose et, en somme, une insuffisante régénération du sang.

Mais L'OPOTHÉRAPIE SANGUINE, en raison des propriétés physiologiques du *Globéol*, nous permet de remédier à cette moindre vitalité de l'élément capital du liquide sanguin qu'est le globule rouge, « l'hématie ».

Le Globéol fournit au poumon emphysémateux l'antidote préservateur qui augmentera sa puissance fonctionnelle. La globéolisation de l'emphysémateux s'impose et de bonne heure, si l'on veut que, toute sa vie, le poumon reste indemne et sain (Daynès).

Asthme.

L'asthme est un trouble respiratoire causé par le resserrement spasmodique des ramifications pulmonaires. Nous en connaissons les signes terribles.

Lorsque l'asthme est une modalité de l'arthritisme, ou plutôt du neuroarthritisme, l'Urodonal, éliminateur de l'urée, dissolvant sans pareil de l'acide urique, opère des guérisons merveilleuses. Mais on observe parfois ce syndrome chez des goutteux atoniques, des asthéniques, des anémiés. C'est alors que le *Globéol* rend les plus grands services. Le professeur Rémond nous a montré qu'il était le nutriment du cœur, le régénérateur du muscle, le dynamogène du nerf; nul agent n'est mieux indiqué pour équilibrer la musculature thoracique, la reconstituer, rénover les fibres lisses de Reissessen, assurer le jeu du diaphragme et obvier à l'hypertrophie du cœur par suite d'un travail exagéré du muscle cardiaque (Bresard).

Tuberculose.

Pré-tuberculose. — Nous savons, qu'en matière de bacillose, agir au premier degré de la maladie c'est agir trop tard. C'est avant qu'il faut traiter le malade : il ne faut pas le laisser se tuberculiser. En matière de tuberculose, comme dans nombre d'infections, le terrain prime la semence, et c'est pour avoir méconnu cette vérité générale, et nous être traînés à partir de 1885 à la remorque de Koch, que nous avons ignoré la pathogénie et le traitement de ces états morbides. Donc, lorsque le praticien se trouvera en présence d'un sujet pré-tuberculeux, il cessera d'être le *medicus cunctator*, il s'attachera à tonifier les systèmes nerveux et musculaire, enrichir le sang, régulariser les combustions, relever l'assimilation, invigorer les phagocytes. Et le *Globéol*, avec ses ferments, son fer, son manganèse à l'état colloïdal, se présentera naturellement devant lui, comme une arme puissante pouvant enrayer la maladie.

Tuberculose. — Pendant longtemps, nous avons vécu tous avec cette idée que, pour guérir la tuberculose, il fallait, et seulement, placer les malades au repos, à l'air pur, et les suralimenter.

Plus simplement, n'avons-nous pas l'opothérapie sanguine par le Globéol qui possède la pulpe intégrale des globules rouges, les principes du sang (Mugnaini).

Il fait merveille dans la forme bénigne, abortive (Paul Meurisse), caractérisée par ce fait que la lésion, lorsqu'elle est encore limitée, se cicatrise franchement et ne se révèlera plus aux autopsies que sous forme de cicatrices plus ou moins étendues (Bard).

Le Globéol paraît agir merveilleusement dans un grand nombre de cas de phtisie confirmée, d'après les observations publiées par le docteur Gagnière, et ainsi résumées : « Avec le Globéol, dans la phtisie, les symptômes généraux s'améliorent; les troubles de la digestion se réduisent et s'amendent au fur et à mesure de son emploi, le sang se régénère, les sueurs hectiques diminuent, les palpitations, symptômes cardiaques normaux, s'effacent, les facultés cérébrales, cérébro-spinales, etc..., diminuent leurs exaltations produites par l'anémie progressive, les méninges diminuent leurs phlegmasies, les circulations sanguine et lymphatique reprennent leur activité, enfin, la nutrition générale, ainsi que l'assimilation des tissus divers de l'économie, marchent à l'unisson vers un état satisfaisant. »

Qu'il s'agisse de phtisie fibreuse, d'hémoptysie (Paul Meurisse), son action, combinée avec celle de la Filudine, est identique, toujours excellente.

Dans la tuberculose pleurale séro-fibrineuse (Paul Meurisse, Blanc), dans la granulie discrète (formes parenchymateuses, interstitielles, granuliques, bronchiques, post-pleurétiques de Bard), le Globéol trouve son emploi primordial.

Nous savons que la tuberculose de l'intestin est fréquente et que, dans ces cas-là, il est impossible de fournir une ration alimentaire élevée à l'organisme : le praticien emploiera le Globéol, avec tous ses avantages d'absorption rapide, d'opothérapie sanguine, d'énergies vitales (Paul Meurisse).

Il en sera de même, dans les troubles hépatiques, chez le bacillaire. Il ne faut pas songer davantage, ici, à la suralimentation, à l'emploi de matières grasses, etc... Que faut-il faire ? Établir le traitement de la cirrhose veineuse, associé au traitement antitoxique. C'est dans ces cas-là que l'association de la Filudine et du Globéol donne d'heureux résultats et arrête l'évolution de la cirrhose et de sa cause, la tuberculose (Paul Meurisse).

II. — MALADIES DE L'APPAREIL CIRCULATOIRE

Nous avons vu l'action capitale exercée par le Globéol sur le cœur. Cette action expérimentale, la clinique la confirme, l'observation la démontre. Et ceci est si vrai que le *Globéol* peut être considéré comme *l'aliment cardiaque* par excellence de toute cardiopathie (Professeur Rémond).

Endocardites chroniques.

Le sang, dans ces affections, circule mal, en contact avec la membrane enflammée, dépolie, qu'est l'endocarde. Il en résulte des insuffisances valvulaires, de la fatigue cardiaque, le muscle étant obligé à une certaine et forte compensation, d'autant plus marquée et pénible pour lui, que la maladie a une évolution plus rapide. C'est dans ces cas-là qu'il ne faut pas attendre le fléchissement du cœur malade, et qu'il faut remonter ses contractions à l'aide du Globéol.

Insuffisances et rétrécissements.

Quand les valvules sont insuffisantes à leur tâche, le sang des gros vaisseaux reflue dans le cœur; quand l'orifice de ces gros vaisseaux se trouve rétréci, le cœur doit s'imposer un surcroît de travail pour faire circuler le sang. Dans les deux cas, il y a fatigue de l'organe et menace de défaillance fonctionnelle. Là encore le *Globéol, véritable quinquina du cœur* (professeur Rémond), trouve son application.

Péricardites.

Donnez du *Globéol* dès que l'auscultation aura décelé le bruit de frottement caractéristique de l'inflammation du péricarde. Vous renforcerez l'organe, et vous lui permettrez de lutter contre le liquide dont l'épanchement ne tarderait pas à gêner le fonctionnement du viscère.

Myocardites chroniques.

Ici le cœur est altéré dans sa texture; ses parois ont besoin d'être nourries. Il n'a plus qu'une vitalité très diminuée. Sur la table d'autopsie, il s'étale, flasque, mou, au lieu d'avoir une consistance ferme et élastique. Il a besoin d'être *régénéré*, de ne pas défaillir, pour ainsi dire. Et le *Globéol* s'impose. C'est une seconde digitale, jamais toxique, infiniment supérieure à la caféine, à la théobromine, spartéine, etc..., qui sont au cœur ce que la kola est au muscle

Arythmies, palpitations.

Il s'agit là d'un trouble d'alimentation cardiaque. Le cœur n'est plus assez puissant pour maintenir constants son amplitude et son rythme. Il a besoin de *Globéol*.

Tachycardies.

Le cœur précipite ses contractions pour suppléer à leur insuffisance. C'est le signe, soit d'une faiblesse momentanée, soit du commencement de la déchéance de la fibre cardiaque, qui a besoin du Globéol.

Hyposystolies et pouls lent.

Dans les infections, les intoxications et toutes sortes de maladies, le cœur, à force de se contracter plus souvent que d'habitude, devient insuffisant à sa tâche, fléchit, et le pouls s'éteint. Ne laissez pas s'installer insidieusement l'hyposystolie, et donnez du Globéol.

Asystolie terminale.

Pour une raison quelconque, le cœur ne peut plus assurer la circulation du sang. Vous ne laisserez *jamais l'organe arriver à cette période, grâce au médicament de Chatelain.*

III. — MALADIES DE L'APPAREIL DIGESTIF

Gastralgie, crampes d'estomac.

La douleur d'estomac est plutôt un symptôme qu'une maladie véritable. Cependant, elle peut exister seule, et se trouve causée par toutes sortes de facteurs, à la longue, par défaut d'alimentation, etc... Elle amène une anémie particulière, en ce sens qu'elle ne cède pas momentanément, d'ailleurs, aux moyens généralement employés (arsenicaux, ferrugineux, vins toniques, etc...). C'est le cas de donner le *Globéol* qui, à la dose de 4 à 8 pilules par jour, contribuera à alimenter le malade sans le gaver (Roux).

Gastrectasie, ou dilatation de l'estomac.

Cette affection, caractérisée par l'augmentation permanente de la capacité de l'organe, se rencontre fréquemment chez les arthritiques, les gros buveurs, etc... Elle donne lieu à des troubles éminemment pénibles.

Il est certain que la gastrectasie relève, dans ces cas, et de l'Urodonal et de la Sinubérase. Mais après l'action de ces deux médicaments, et lorsqu'il s'agit de refaire du sang au malade, le Globéol s'impose (Périchon).

Suites d'Helminthiase.

Cette affection est de tout âge. Elle se présente chez l'enfant comme chez l'adulte. Tantôt l'agent causal est l'ankylostome duodénal, l'ascaride lombricoïde, les oxyures, ou bien les tænias, la trichinose.

Les anthelmintiques doivent être indiqués en pareil cas, mais à la période de dépression musculaire, pendant la convalescence, vous emploierez le Globéol, aliment du sang (Audisio).

Entérites. Suites d'appendicite et de péritonite.

Qu'elle soit aiguë, qu'elle soit chronique, l'entérite, la colite mucomembraneuse, laisse après elle une profonde anémie et, après avoir été traitée, vaincue par la Sinubérase, il sera bon, lorsque l'alimentation sera redevenue ce qu'elle doit être, d'utiliser le *Globéol, merveilleux tonique*, sous un si petit volume, et qui corrigera l'anémie, forcément produite par le régime (Touin). Il en sera de même pour l'appendicite, pour la péritonite qui, traitées comme il convient, refroidies, laisseront l'organisme profondément déprimé, et qui appelleront, elles aussi, le secours du Globéol.

IV. — MALADIES DU FOIE

Les jaunes.

Mauvaise mine, triste mine ! Ce sont en grande partie des anémiques, que les jaunes, des malades chez lesquels l'estomac, l'intestin ou encore le foie, fonctionnent mal. Que faire ? Surtout ne pas suralimenter, éviter tous les toniques, s'appliquer à rendre le sang plus riche, plus chargé de globules rouges, lui donner ses ferments vigoureux qui ont été altérés, et cela sous la forme de Globéol.

Ictères hémolytiques.

Ils sont congénitaux ou acquis; dans le premier cas, l'affection héréditaire, familiale, débute à la naissance : le foie est normal, la rate très grosse, la peau jaune d'or; il y a de l'urobiline dans l'urine.

Dans le second cas, le malade est, avant tout, un anémique, son ictère passant au deuxième plan. L'augmentation de la rate est irrégulière, la résistance globulaire plus diminuée. Ce qui domine, en somme, c'est l'anémie. La cause est souvent trop obscure, parfois impossible à démêler; les interventions chirurgicales ne rendent pas toujours ce que l'on en attendait. Vous donnerez le Globéol qui, lui, suppléera au danger de la fragilité globulaire, à la destruction des vésicules sanguines (Paul Meurisse).

Lésions de la cellule hépatique provoquées par l'alcool.

Elles se manifestent par de l'ictère bénin ou grave (alcoolisme aigu); par de la dégénérescence de la cellule hépatique, ou de la cirrhose veineuse (alcoolisme chronique). L'emploi de la Filudine s'impose en même temps que le Globéol, qui modifiera l'anémie de tous nos alcooliques, et provoquera l'excitation des cellules hépatiques (action élective du fer, aujourd'hui démontrée [Paul Meurisse]).

V. — MALADIES DU SYSTÈME NERVEUX

La belle étude du professeur Rémond : « Le Globéol, tonique du nerf », nous a démontré que la cellule nerveuse est essentiellement aérobie, que sa vie est étroitement liée à son oxygénation et que, par conséquent, ses maladies seront justiciables de *la médication globéolisante*, qui est une *médication oxydante* au premier chef.

Affections médicales des nerfs.

Névralgies, névrites *a frigore*, névrites infectieuses, sciatique. Ces phénomènes morbides marchent de pair, nous le savons, d'une part avec la gravité de l'affection causale, de l'autre, avec la résistance du terrain. Or, pour guérir le nerf, il faut le globéoliser, c'est un fait acquis (Rémond, Crozet).

Névrites traumatiques.

Il en sera de même ici, où le Globéol apportera au système nerveux, qui est le grand régulateur de la trophicité musculaire, comme de toutes les fonctions organiques, le secours de ses ferments vivants.

Asthénie.

Quelle qu'en soit la cause, qu'elle soit toxique, infectieuse, etc..., le Globéol, régénérateur globulaire, sera le plus agissant, car il désintoxique le système nerveux autant qu'il le fortifie (Daufresne, Jacquier).

Chorées.

Qu'il s'agisse de la chorée de Sydenham, hystérique, électrique, des tics convulsifs des dégénérés, de la chorée paralytique, nous avons toujours affaire à un terrain insuffisamment vigoureux et qui s'anémie de plus en plus, en raison de la durée du mal. Luttez avec les éléments usuels, mais secondez leur action par le Globéol, sans lequel vos malades ne guériront pas.

Bâillements, hoquets, tremblements.

Tous ces symptômes, éminemment pénibles, relèvent aussi du *Globéol*. Donnez le médicament au vieillard, au malade, au convalescent et ils ne trembleront plus (Le Pendu).

Hystérie.

Lisez les travaux du Professeur Rémond, des docteurs Torte, Estève, etc., sur cette névrose, et vous verrez que tous conseillent la globéolisation des malades, parce que le *Globéol* accroît le pouvoir réflexe de la moelle, tonifie le système nerveux, se montre comme le neurotrophique idéal (P.-E. Lévy).

Neurasthénie.

Que dire de cette si importante affection, si ce n'est qu'elle *est entièrement et sûrement guérissable du* Globéol?

Aux yeux des profanes le mot de neurasthénie serait une formule à peu près vide de sens. C'est un grand tort. La neurasthénie est la maladie de la fatigue, de l'épuisement nerveux. Chez le neurasthénique il y a diminution fonctionnelle par abaissement du potentiel de tout le système nerveux (Millöt), et de celui du cerveau, en particulier.

La fatigue éprouvée par le neurasthénique est profonde, permanente. Le malade sent ses muscles lourds, tout l'accable (Ragaine). Il sent la fatigue peser sur ses paupières, laisser tomber ses joues amollies sur ses maxillaires.

La neurasthénie attaque toutes les fonctions, par insuffisance nerveuse, fonctions digestives, respiratoire, circulatoire, génitale (Courtadon), locomotion, etc...

Mentionnons particulièrement l'impuissance chez les nerveux et les névrosés, en particulier l'impuissance conditionnelle.

Le neurasthénique n'est pas un véritable impuissant génital, tel qu'on se le représente. C'est un individu qui accomplit l'acte génital tel qu'on l'accomplit en santé, mais qui s'en trouve affaibli, déprimé, assommé à un point tel, qu'il redoute de plus en plus d'y revenir (Camus).

Chez le psychasténique, l'impuissance génitale, que Camus voudrait voir appelée conditionnelle, et qui est entourée de détails sur lesquels nous n'avons pas à nous appesantir, est la détresse morale profonde d'un malade, d'autant plus profonde qu'en présence de son bon sens, de ses facultés, il a plus conscience de sa débilité mentale au point de vue génital (Camus).

Dans la neurasthénie la pile électrique est complètement déchargée.

Et parmi cet ensemble de phénomènes morbides trois faits dominent (Courtadon).

1° La dépression organique,

2° L'atonie du tube digestif, d'où constipation,

3° L'uricémie se manifestant par la présence en excès d'acide urique, et qui répond au terrain arthritique si commun chez les neurasthéniques.

Vous voyez d'ici l'indication thérapeutique : donnez du Jubol, de l'Urodonal, pour ouvrir les émonctoires et désinfecter l'organisme et, pendant longtemps, *usez du Globéol qui, seul, infusera un sang nouveau au neurasthénique et domptera sa fatigue.*

L'anémie du cerveau.

Voici un état dont on parle souvent, surtout dans le grand public et que l'on connaît d'une façon incomplète.

Il y a anémie du cerveau lorsque le sang, sous l'influence d'une impulsion insuffisante, arrive aux cellules cérébrales en quantité diminuée.

Il y a encore anémie du cerveau lorsque le sang, bien qu'arrivant en quantité voulue dans la masse cérébrale, arrive appauvri, peu riche en globules rouges, physiologiques, aqueux, est incapable alors de réparer les pertes d'un organe dont il est à la fois l'aliment et l'excitant.

Privé de sa ration nourricière habituelle, le cerveau traduit sa souffrance par de la céphalalgie, de l'insomnie, des troubles, des perceptions sensorielles : ouïe, vue, odorat, goût..., elle peut être démontrée physiologiquement par l'expérience suivante : sur un animal à sang chaud, on lie les carotides; peu à peu, l'on voit la tête de l'animal pour ainsi dire mourir, alors que le corps continue à vivre, et l'animal reprend l'usage de son encéphale lorsque le courant sanguin est rétabli. (Expérience de l'auteur.)

Les anémiés du cerveau, éprouvant des nausées, sont très excitables.

Que ferez-vous? Il est évident que le Globéol, seul, répondrait à toutes les indications, qu'il fortifierait les contractions cardiaques et donnerait globules et ferments à la masse sanguine appauvrie (Michel).

Vous insisterez dans la migraine, cette arme que les femmes se plaisent à manier mais qui, quand elle existe vraiment, est atroce (Arnoux, Delsaux).

Vous donnerez le *Globéol* dans la fatigue scolaire, corollaire de l'anémie cérébrale; traitement plus rationnel que l'huile de foie de morue et des préparations de quinquina, etc... (Soulé).

Nous ne pouvons étudier en détail, dans cette revue rapide, les grands syndromes nerveux, paralysies motrices et fonctionnelles, atrophies musculaires d'origine nerveuse, troubles de la contraction musculaire, troubles de la sensibilité et troubles viscéraux dans les maladies nerveuses, etc., mais nous devons dire que, partout, toujours, notre devoir de praticiens est de restituer à l'organisme la provision d'énergie dont il a besoin, et que nous ne pouvons mieux faire que de nous adresser au Globéol.

VI. — SYPHILIS ET MALADIES DE LA PEAU

L'imprégnation syphilitique.

Dans son étude sur ce sujet le Dr Demay de Certant montre l'emprise totale de l'économie par le virus syphilitique. Il fait voir que les signes particuliers comme les signes généraux de la maladie, sont bien en faveur de cette imprégnation : « L'avarie est une infection et elle se conduit comme une maladie infectieuse ». Et l'auteur de conclure : stérilisez le syphilitique par la Vamianine, et remontez-le par le *Globéol.*

Il n'est pas besoin de nous étendre à ce sujet : le Globéol est de mise à toutes les périodes de l'avarie, qu'il s'agisse de l'accident initial, des troubles secondaires ou du tertiarisme (Serny, Camus).

« Dans le tertiarisme viscéral, dit Serny, vous emploierez le Globéol afin de prévenir les défaillances du myocarde. »

« Depuis la guerre, dit Estève, citant l'éminent dermatologiste Brocq, la syphilis a pris une extension effroyable, et il ajoute, lui aussi : « A côté « du traitement spécifique, par la Vamianine, vous corrigerez l'hémolyse, « l'anémie, par le Globéol. »

« Dans le tabes ou ataxie locomotrice, dit Bounhol, donnez le médicament de Chatelain, car l'ataxie est une affection qui tend sans cesse à affaiblir le malade. »

« Dans l'hérédo-syphilis tardive, dit Estève, la doublure de l'opothérapie hépato-splénique (Filudine), l'opothérapie sanguine est aussi la correctrice, autant que la réparatrice indispensable des désordres hémophiles si fréquents et toujours si menaçants ».

Anémie des avariés.

La pâleur des tissus, chez le syphilitique, frappe toujours le praticien. Il en est de même des douleurs ostéocopes qui indiquent une réaction intense de la moelle osseuse, de la micropolyadénopathie et de la splénomégalie qui indiquent que le système lymphatique et les fonctions hématopoïétiques ne sont pas épargnés.

Que dire des pétéchies, des ecchymoses, des hémorragies diffuses de la peau et des viscères, si ce n'est qu'elles doivent être rattachées à l'anémie des avariés, à leur altération sanguine, et, dès lors, n'est-il pas indiqué, à côté de la Vamianine, toujours triomphante, de donner le Globéol, avec ses oxydases, catalases, stimulines, son hémoglobine intégrale, son fer, son manganèse colloïdaux ? (Bizardel).

VII. — MALADIES DU SANG

Anémie — Chlorose — Fatigue.

Nous avons vu, par l'étude du sang, au début de ce travail, quelles étaient la complexité de ce liquide et son importance.

Nous pouvons en déduire que le moindre trouble apporté dans sa composition, dans sa vie, retentira considérablement sur l'organisme tout entier. Mais nous pouvons, nous devons dire également, que le Globéol, réparateur globulaire par excellence, régénérateur des forces vitales, grâce aux principes actifs du sang intégral qu'il renferme, par le fer et le manganèse colloïdaux qu'il contient, parera à tous les phénomènes morbides qui pourraient atteindre la masse sanguine. Il triomphera dans les maladies dont nous allons parler, comme dans celles que nous venons d'étudier précédemment.

Le sang de l'Infecté.

Le sang devient plus noir, violet quelquefois, il s'épaissit ou non; se coagule plus ou moins vite, plus ou moins bien; contient moins de ferments, etc... (Gondre).

Anémie et Ischémie.

La véritable force de résistance réside dans la force du sang (Noé, Cruceanu). Dans l'anémie, le nombre des *globules rouges diminue*, peut même arriver dans certaines anémies cancéreuses à 1.000.000 par millimètre cube et au-dessous (Paul Meurisse). Ils se déforment. L'oxyhémoglobine diminue. Il y a moins de fer et de manganèse. L'estomac et l'intestin fonctionnent mal. D'où la nécessité d'être d'une prudence extrême dans l'alimentation des malades car, mal conduite, elle aggrave les troubles digestifs, et ceux-ci, à leur tour, sont une cause d'anémie. Il faut donc pouvoir remonter l'organisme sans risquer de nuire aux organes digestifs (Giral), refaire du sang, en se passant de suralimentation. Et ceci est d'autant plus utile que le foie et la rate sont toujours fatigués, congestionnés, et ne peuvent subir aucun surmenage (Delobel). Les causes de l'anémie sont innombrables. Il faudrait pour les énumérer passer en revue la pathologie presque entière. Il y a l'anémie des cardiaques (Globéol, tonique du cœur, Rémond); celle des pulmonaires (l'opothérapie sanguine pour le traitement des anémies prétuberculeuses et de la tuberculose, Lombard); celle des infectés, des intoxiqués. A ce propos, citons les dangers de la grande endémie d'hiver (Brionval).

Outre l'intoxication oxycarbonée des plus dangereuses parce qu'elle tue la *fonction vitale* du globule sanguin, il y a l'anémie des convalescents, des opérés, des néoplasiques, des femmes en couches, des travailleurs, des mineurs, etc. Et partout, le Globéol triomphe.

Sous aucun prétexte, il ne faut laisser un sujet livré au danger de l'anémie (Crucéanu); la force de vivre n'est autre chose qu'une force de résistance et nous sommes entourés d'ennemis multiples. Le premier soin de ceux-ci, avant de prendre possession, par la maladie, de notre organisme, est de nous *anémier*. C'est ce qu'il faut éviter. Il faut, le plus tôt possible, donner à l'organisme du sang pur et frais, de même que, pour ranimer une lampe qui s'éteint, il faut y remettre de l'huile, pour régénérer une pile électrique, il faut la réapprovisionner de sels excitateurs; et pour restituer à la terre sa fertilité, il faut lui donner l'engrais.

Chlorose.

Qu'est-ce que la chlorose ? Sydenham en voyait la source dans des troubles nerveux; Morton, Trousseau en faisaient une maladie nerveuse; Broussais une maladie inflammatoire; Humbert, Mollière et Clément, Lemoine voient en elle une maladie infectieuse; Hanot, Gilbert lui attribuent une parenté avec la tuberculose.

La puberté de la femme est l'âge dangereux pour la chlorose : « Cet état morbide, dit Bresard, n'est en somme qu'une déficience évolutive de la vie sexuelle qui, par action réflexe, déprime l'hématopoïèse ».

Quelle que soit l'opinion adoptée, on sait que dans la chlorose, il y a oligocythémie, diminution de l'hémoglobine du sang qui peut tomber de 100 à 40, 30 0/00 (de Biran), d'où la nécessité de fournir à l'organisme frappé l'hémoglobine intégrale du sang, le fer et le manganèse voulus, et les ferments vivificateurs, par le Globéol. Il en sera de même dans l'oligosidérémie des blessés ou la chlorose des poilus, bien étudiée par le Dr Rousseau, et caractérisée par la pénurie du sang en fer.

Le sang des vieillards.

Le Dr Satre nous démontre que le sang des vieillards est plus pauvre que celui des adultes en hématies et en hémoglobine. Ceci nous explique le peu de réaction des vieillards envers certaines maladies et la nécessité, avant tout, de les globéoliser.

Leucémie.

S'agit-il là d'une affection autonome, ou plutôt, d'une affection consécutive à différents états morbides grâce auxquels elle se développerait ? Nous ne le savons pas encore (Satre). Mais nous avons vu le Globéol réussir là où tous les autres médicaments avaient échoué.

Convalescences. Suites d'opérations.

On a dit que la convalescence était un état intermédiaire entre la maladie qui n'existe plus et la santé qui n'est pas encore entièrement rétablie (Bresard).

La débilité, la langueur, l'anémie, l'amaigrissement, la disposition à la fatigue, la difficulté dans l'effort caractérisent, en général, les convalescences.

La faiblesse du sang exagère l'impressionnabilité du système nerveux et entraîne une atonie musculaire caractérisée. Il y a des palpitations, de la tachycardie, des vertiges, des tendances syncopales. Tous les appareils de l'organisme sont en état de vie ralentie (Cure).

Ces phénomènes sont identiques, quelle que soit la cause de la convalescence, et nous pouvons envisager, dans cette étiologie, toutes les affections capables d'atteindre l'homme. C'est dire l'importance qu'il y a à s'inquiéter de cette période, à vouloir, au plus tôt et le plus vite possible, le rétablissement complet de l'être, car la convalescence, époque essentiellement troublée, peut ouvrir la porte à toutes les complications. Et c'est dire *la nécessité de se servir du Globéol,* à bonne dose, car lui seul, médicament vivant, redonnera la santé intégrale.

Il sera infiniment supérieur à tout, aux cures d'altitude, cures héliomarines (Serny), par sa simplicité, son efficacité.

Fatigue, surmenage.

Qui dit surmenage, dit intoxication, la fatigue se soldant toujours par une production de poisons organiques qui se déversent et s'accumulent dans le torrent circulatoire. Le surmenage suppose toujours une flambée, des suroxydations, une grosse dépense de forces, partant, une perte de substances, une dégradation des tissus dont le résultat obligatoire est un excès de cendres, suies, déchets, excreta : le sang est empoisonné.

La différence qui existe entre le surmenage physique et le surmenage intellectuel c'est que, dans le premier cas, on brûle du tissu musculaire et, dans le second, de la substance nerveuse. Les expériences du Dr Byassou ont montré que le travail intellectuel use plus la machine humaine que l'exercice musculaire (thèse de Paris 1874).

C'est encore le cas du surmenage moral, consécutif aux émotions violente aux grands chagrins, à l'abus du plaisir.

Pour tout cela, il n'y a qu'un remède, c'est de normaliser le sang, de refaire du sang frais, neuf et pur sous l'influence du Globéol (Bounhol). C'est surtout d'éviter tous les excitants, les coca, quinquina, vins généreux, etc., nous avons traité, en son temps, cette question; nous y revenons particulièrement au sujet de la fatigue, du surmenage, parce que c'est précisément dans ces cas-là que l'on a tendance à faire usage, à tort, de ces médicaments.

Beaucoup de jeunes gens, d'hommes faits, s'adonnant aux sports, fatiguent leur organisme, ou même, sachant s'entraîner méthodiquement et n'amenant point, par cela même, cette fatigue, jugent à propos d'absorber telle ou telle substance soi-disant dynamogène. C'est pour eux un danger, car ils dépriment leurs forces digestives, surmènent leur cœur, excitent leurs nerfs, *et c'est tout*. Encore une fois, il n'y a pas de coca dans le sang, ni d'autres toniques? Par contre, il y a tout ce que contient le médicament de Chatelain et qui entretient la vie : *le Globéol est un véritable dopping physiologique* (Caubet).

Que dire du surmenage de guerre (Charvet), si ce n'est la fréquence de cette forme de fatigue, à l'heure actuelle? Les signes qui le caractérisent sont différents de ceux observés dans les cas de surmenage du temps de paix. Tension nerveuse, traumatismes graves, *état psychique spécial*, etc... Voilà ce que l'on voit. Tous ces phénomènes sont particulièrement sérieux et le résultat obtenu par le *Globéol* s'est toujours montré prodigieux (Dr Charvet, ex-professeur agrégé de la Faculté de médecine de Lyon, voir ses observations).

Rhumatisme.

Employé seul, le mot de rhumatisme ne veut pas dire grand'chose. On peut distinguer, en pathologie, quatre grandes classes de rhumatismes qui sont des affections totalement distinctes les unes des autres. Ce sont : le rhumatisme articulaire aigu, le rhumatisme chronique, le rhumatisme musculaire et le rhumatisme infectieux.

Que nous ayons à faire à une classe ou à une autre, notons ceci : le rhumatisme est un véritable déglobulisant. Il laisse après soi une anémie intense, profonde, durable et, s'il est bon d'employer pour le combattre les moyens appropriés (Urodonal), il est indispensable de donner le Globéol, régénérateur globulaire par excellence; qu'il s'agisse de n'importe quelle forme d'arthrite : traumatique, goutteuse, infectieuse, etc...

Nous y songerons surtout dans la sciatique (Breton), si douloureuse, si longue à guérir et qui anémie tellement les malades par ses douleurs, par l'insomnie persistante qu'elle procure; dans toutes les névralgies, intercostales, du trijumeau, etc., dans toutes les hydarthroses, les tumeurs blanches, en raison du séjour prolongé au lit du malade, qui s'accompagnent d'insuffisance respiratoire, de troubles gastro-intestinaux; dans le rhumatisme déformant (Sarrazin), facteur d'anémie, d'albuminurie, de tuberculose; dans le rhumatisme noueux, le purpura exanthématique rhumatoïde (Camus); groupe morbide caractérisé par des déterminations rhumatoïdes, des phénomènes gastro-intestinaux, des manifestations cutanées, pétéchies, etc.

VIII. — MALADIES DE LA NUTRITION

Grippe.

Insistons dans les maladies infectieuses, *plus particulièrement sur la grippe* (Michel). C'est une maladie qui, depuis bien longtemps, exerce la sagacité des médecins. Il faut la prendre au sérieux.

La grippe n'est pas, en principe, une maladie grave; mais elle le devient très vite. Personne n'est à l'abri de ses atteintes, qu'elle révèle la forme pulmonaire, nerveuse ou intestinale, sans parler des autres, moins fréquentes celles-là.

La grippe laisse surtout une asthénie profonde. Le malade ne peut que très difficilement se remettre. Son appétit ne se réveille pas, ses fonctions digestives sommeillent, son système nerveux est à bout de forces.

Il n'en faut pas davantage pour ordonner le *Globéol*, le plus tôt possible, dès que la température baisse, pour le donner à forte dose, 8 à 10 pilules par jour, et le continuer longtemps.

Paludisme.

Maladie essentiellement longue, pénible et déglobulisante. Donnez le Globéol (Giral, Rayrolle).

IX. — SUITES DE PLAIES

Nous devons parler particulièrement de l'heureuse influence du médicament de Chatelain sur les plaies, non seulement sur les plaies chirurgicales, comme soins pré et post-opératoires (Rouvillain), mais sur toutes les plaies en général.

Nous avons affaire, depuis la guerre, aux plaies les plus diverses, les plus graves, les plus septiques. Ces plaies se montrent chez des hommes affaiblis, fatigués, déprimés de toutes façons.

Le Globéol, aliment du sang, s'impose toujours. De fait, bien des praticiens l'ont employé dans ces cas-là, qui ne songent qu'à s'en louer (Brunier, etc...). Les fractures se consolident avec une rapidité surprenante (Andrieux); les brûlures, qui créent de si grands délabrements, se réparent plus vite et mieux (Le Pendu); les tissus traumatisés éliminent les parties mortifiées et guérissent; les plaies atroces prennent une activité nouvelle (Pauchet).

CONCLUSIONS

Nous avons, dans cette étude, examiné le sang. Nous avons vu sa composition, sa physiologie.

Puis, nous avons analysé le très intéressant médicament de Chatelain, le Globéol et, précisément, nous avons rencontré, chez lui, tous les principes actifs du sang, les ferments vivants en particulier.

Ceci fait, passant rapidement en revue les principaux symptômes morbides, les principales affections inhérentes à l'espèce humaine, nous avons vu combien ces processus pathologiques relevaient du Globéol.

Nous avons été *surpris de voir*, au cours de ce travail, avec quelle *facilité le médicament s'adaptait aux cas en apparence les plus divers, pour le plus grand soulagement et la guérison des malades.*

Et notre conclusion de cette revue, forcément écourtée, sera celle-ci :

Le Globéol est le médicament de choix, le véritable aliment du sang, parce qu'il renferme en lui les avantages des autres médicaments, parce qu'il n'en possède aucun des inconvénients, enfin et surtout, parce que seul, dans la pharmacopée française, c'est un produit renfermant en puissance, de la force, de l'énergie, de la richesse.

Le Globéol est le reconstituant par excellence et un fortifiant supérieur à tous les toniques connus, parce qu'il enrichit le sang, stimule le système nerveux, fait fonctionner toutes les glandes et décuple l'action de nos ferments cellulaires et de nos oxydases physiologiques. Cette activité complexe explique pourquoi le malade se sent mieux équilibré après une cure de Globéol. La santé, qui n'est qu'une harmonie, est le résultat décisif de cette chimiotaxie positive qui a réveillé tous les actes défensifs et équilibrateurs de l'économie humaine.

BIBLIOGRAPHIE DU GLOBÉOL

(Suite)

Docteur B. CAUBET, Ancien préparateur à la Faculté des Sciences de Dijon, Licencié ès sciences.
Le Foie et la Rate dans l'anémie.
Le Globéol véritable dopping physiologique.
Il y a diabètes et diabètes.

Docteur J. CHARVET, Ex-professeur agrégé près la Faculté de Médecine de Lyon.
Les Surmenés de guerre Manifestations viscérales d'ordre toxique.
Mode d'action de l'Urodonal et du Globéol.

Docteur V. CORNY, de la Faculté de Médecine de Paris.
De l'indication des bains carbo-gazeux dans les Cardiopathies.
Les Hémophiliques.

Docteur COURTADON, de la Faculté de Médecine de Paris, ancien préparateur d'Histologie.
Les Anémies et leurs traitements.
Neurasthénies féminines (*Moniteur Médical*, 18 mai 1918).
Comment soigner les Neurasthéniques.

Docteur COUETOUX, *Un traitement simple de la Tuberculose pulmonaire* (*Gazette Médicale de Paris*, 2 février 1916).

Docteur J. CROZET, Médecin principal de la Marine en retraite, Chevalier de la Légion d'honneur.
D'où provient la Névralgie intercostale.
L'Hérédité alcoolique.
Guide intime pour la cure des maladies spéciales.

Docteur E. CRUCEANU, ancien interne à Paris.
Le danger d'Anémie.
(*Journal de l'Association Médicale Mutuelle*, 10 Octobre 1910.
(*Gazette Médicale de Paris*, 1er Octobre 1910).

Docteur CURE, ancien Médecin sanitaire maritime.
Le traitement interne de la Couperose (*Moniteur Médical*, 22 octobre 1918).
La Fausse couche.
Pour les convalescents.

Docteur DARTIGUES, de la Faculté de Médecine de Strasbourg 1869-1870, ancien médecin de la Marine Française.
Lichen Plan. Description, Diagnostic, Traitement.

Docteur DAUBIGNEY, de la Faculté de Médecine de Montpellier, licencié ès-sciences de la Faculté de Dijon.
Les bases Physiologiques de la transfusion fractionnée.

Docteur DAUFRESNE, de la Faculté de Médecine de Paris, ancien externe des hôpitaux de Paris, Médecin consultant à Deauville-sur-Mer.
Asthénie ou Intoxication.

Docteur DAYNES, de la Faculté de Médecine de Toulouse.
Méfions-nous de l'Emphysème.

Docteur DELOBEL, Lauréat de l'Académie de Médecine et de l'Académie des Sciences.
Le Globéol dans l'Anémie grave.

Docteur DELSAUX, de la Faculté de Médecine de Lille, Médecin sanitaire maritime diplômé I. M.C. Paris.
Le traitement de l'Insomnie (*Gazette Médicale*, 1er octobre 1910).

Docteur DEMAY DE CERTANT, de la Faculté de Médecine de Bordeaux, ancien externe des hôpitaux de Bordeaux, ancien médecin de la Clinique Saint-Vincent-de-Paul.
L'imprégnation Syphilitique.
Sur le traitement rationnel des Hémorroïdes.
La Naissance, la Vie, la Mort du sang.
Le lait qui tue.

Docteur DUCLERCQ, de la Faculté de Médecine de Bordeaux.
La Grippe et sa convalescence.

Docteur DUCROUX, Médecin directeur du Sanatorium de Taxil.
Traitement de l'Alopecie prématurée Idiopathique (*Gazette Médicale*, 21 septembre 1915).
Chirurgiens, trempez au Globéol le cœur de vos opérés.

Docteur FRANK-DUPRAT, de la Faculté de Médecine de Paris.
Les miracles de la Transfusion sanguine (*Gazette Médicale de Paris*, 20 janvier 1915).
Lupus vulgaire. Description, Diagnostic, Traitement.

Docteur DURANTET, de la Faculté de Médecine de Lyon.
Les Scrofuleux sont-ils oui ou non des Tuberculeux.

Docteur ENON, de la Faculté de Médecine de Paris, ancien interne des hôpitaux d'Angers.
Les Leucorrhées et leur traitement.

Docteur ESTÈVE, Agrégé de l'Université de Rochester.
Le traitement des Tuberculoses urinaires.
La Nostalgie des militaires (*Gazette Médicale de Paris*, 20 septembre 1916).
Le traitement des Syphilis de guerre (*Gazette Médicale de Paris*, 6 septembre 1916).
L'hygiène de la Ménopause.
Pour la Longévité (*Moniteur Médical*, 30 janvier 1917).
Comment traiter l'Hérédo-Syphilis tardive.
Thérapeutique pathogénique de l'Hystérie.
Les bains de soleil à l'usage de tous. Précis d'Héliothérapie (Maloine, Paris 1917).
La Stérilité tare arthritique.

Docteur FAIVRE, Professeur de pathologie interne à l'Université de Poitiers, Médecin consultant aux eaux de Luchon.
Considérations nouvelles sur la Pathogénie de l'Artério-Sclérose.
Les propriétés hypertensives de l'acide urique (*Gazette Médicale de Paris*, 24 juin 1915).
Recherches cliniques sur la Vamianine (*Gazette Médicale de Paris*, 23 février 1916).

Docteur FILIPPI, de la Faculté de Médecine de Montpellier, Médecin-accoucheur, de la vaccination et des épidémies.
La Chlorose et son traitement.
Thérapeutique des accidents de la Puberté.

Docteur Th. FOURNIER, de la Faculté de Médecine de Montpellier, Ex-interne des Asiles, Lauréat de la Société Médico-psychologique de Paris.
Les troubles des fonctions génitales dans l'Ataxie locomotrice progressive.
La vérité sur la Médication ferrugineuse.
Conseils aux avariés.
Les varioles et leur traitement.
Doit-on ou ne doit-on pas saigner?
A propos de l'imprégnation créosotée.
Quelques notions sur le traitement de l'eczéma.
L'auto-intoxication chez les constipés.
Pour ceux dont l'organisme se déminéralise.

Docteur FRESTIER, Ex-interne des hôpitaux de Lyon.
Y a-t-il une Albuminurie purement physiologique (*Moniteur Médical*, 26 février 1918).

Docteur FROMOVITZ, Ancien assistant à la clinique de Psychiâtrie de l'Université de Genève.
Sur quelques formes de Dyspepsie nerveuse.
A propos des Néphrites chroniques (*Gazette Médicale de Paris*, 26 juillet 1916).

Docteur GAGNIÈRE, de la Faculté de Médecine de Lyon, Médecin spécialiste des maladies nerveuses et voies respiratoires, Lauréat de plusieurs Sociétés savantes de Paris, Médailles d'argent, d'or et prix aux concours internationaux de la tuberculose.
Comment guérir et sans retour la Neurasthénie.
Le Globéol dans la Phtisie humaine (*Gazette Médicale de Paris*, 21 juillet 1915).

Docteur F. GARRIGOU, de la Faculté de Médecine de Toulouse, Directeur de l'Institut d'Hydrologie de l'Université de Toulouse.
Les traitements hydropathiques complexes.
Mémoire à l'Académie des Sciences de Toulouse, 9 mars 1916 et à *l'Académie de Médecine de Paris*, 13 Juin 1916 (*Gazette Médicale de Paris*, 12 avril 1916)

Docteur GIRAL, Ancien externe des hôpitaux de Montpellier, Ancien interne des hôpitaux de Nîmes.
Des troubles digestifs dans l'anémie.
Altérations du sang et lésions viscérales dans le Paludisme.

Docteur GONDRE, de la Faculté de Médecine de Toulouse, Ancien interne des Hôpitaux.
Le Sang de l'infecté (*Moniteur Médical*, 25 décembre 1917).

Docteur H. GRASSET, Licencié ès sciences, Lauréat de la Faculté de Médecine de Paris.
L'Opothérapie sanguine à travers les âges.

Docteur GUENEAU, de la Faculté de Médecine de Paris, Médecin de l'Hospice et des enfants du premier âge.
L'Aménorrhée.

Docteur HADJE, Chef de clinique à la Faculté Française de Médecine de Beyrouth, Membre de la Société de Radiologie et d'Electrothérapie de Paris.
Le traitement de l'impuissance.

Docteur JACQUIER, de la Faculté de Médecine de Paris, Lauréat de la Faculté de Médecine de Rennes.
Asthénie anxieuse.

Docteur M-L. JAUBERT.
Pourquoi les vieillards ont-ils des vertiges.

Docteur JOSSIC, de la Faculté de Médecine de Paris, Chevalier de la Légion d'Honneur, ancien Médecin-Major de la Marine.
Le Muguet.

Docteur R. JOUSSE, de la Faculté de Médecine de Montpellier.
Les prédisposés ou la lutte pré-tuberculeuse (*Gazette Médicale de Paris*, 7 juin 1916).

Docteur LE FILLIATRE, Médecin-major de 1re classe, Chirurgien aux Armées.
De la résection primitive du genou en chirurgie de guerre (*Gazette Médicale de Paris*, 9 août 1916).

Docteur LARRÉ, de la Faculté de Médecine de Paris.
Traitement de la Phosphaturie.
Les Purpuras.
L'Hypertrophie du cœur.
Les Arthrites.
Comment on devient hydropique.

Docteur F. LAURENT, Ancien interne des Hôpitaux de Reims, Lauréat de l'Ecole de Médecine de Reims.
De l'Hydarthrose à la tumeur blanche.
Peut-on avoir trop de sang?
Un parfait topique.
Le Pancréas et ses maladies.

Docteur G. LEGEROT, Ancien professeur de physiologie générale et comparée de l'Ecole supérieure des Sciences d'Alger, Lauréat de la Faculté de Médecine de Paris.
Pharmacodynamie et applications cliniques de la médication par l'Urodonal.
La constipation chez les eczémateux (*Gazette Médicale de Paris*, 17 juin 1914).

Docteur LASSABATIE, Ancien professeur aux Ecoles de Médecine navale, ancien médecin principal de la Marine.
Pharmacodynamie et applications cliniques de la médication par la Sinubérase.

Docteur P-E. LEVY, Ancien interne des Hôpitaux de Paris.
Le traitement des Névroses par l'éducation de la volonte (*Gazette Médicale de Paris*, 21 juin 1916).

Docteur DE LEZINIER, Docteur ès sciences, Médecin des Hôpitaux municipaux de Marseille.
Pharmacodynamie et applications cliniques de la médication par la Vamianine.

Docteur LE PENDU, de la Faculté de Médecine de Paris.
Contre le cheveu blanc.
Le signe de la Temporale.
Comment il faut soigner les brûlés.
Pourquoi tremblons-nous ?

Docteur J. LIAUDET, Ancien externe des Hôpitaux de Lyon, ancien interne de l'Asile départemental d'Albigny, Médecin-inspecteur de la protection du premier âge.
La Gonococcémie et son traitement.

Docteur CAV. FEDERICO LOMBARD, Chef du service médico-chirurgical à la Cour Royale d'Italie, Médecin de l'Hôpital (S. Chiara à Pise) Sanatorium Victor-Emmanuel à Pise.
L'Opothérapie sanguine pour le traitement des anémies pré-tuberculeuses et de la tuberculose pulmonaire (*Gazette Médicale de Paris*, 23 Février 1916).

Docteur L. MARCADÉ, de la Faculté de Médecine de Paris, ancien Médecin consultant à Salies-de-Béarn, médecin honoraire de la Compagnie du Midi.
Les déséquilibrés du ventre.

Docteur P. MEURISSE, Ancien Interne des Hôpitaux de Toulouse, Médecin consultant à Arcachon.
L'intestin chez le Tuberculeux (*Moniteur Médical*, 20 août 1916).
L'Hémoptysie tuberculeuse.
La Tuberculose pleurale séro-fibrineuse.
La Granulie discrète.
Les Tuberculoses pulmonaires bénignes.
Le traitement des Cirrhoses veineuses.
Les lésions de la cellule hépatique provoquées par l'alcool.
Le Foie cardiaque (*Moniteur Médical*, 20 février 1917).
Les Phtisies fibreuses.
Les Anémies symptomatiques (*Moniteur Médical*, 14 août 1917).
Le Foie chez le Tuberculeux.
Les Ictères hémolytiques.

Docteur MICHAUT, Ancien interne des Hôpitaux de Paris.
La Foi du charbonnier et le Scepticisme du médecin (*Gazette Médicale de Paris*, 1er mars 1911).

Docteur MICHEL, ex-Médecin des Colonies.
Pour les anémies du Cerveau.
Contre la Grippe.

Docteur MILLOT, de la Faculté de Médecine de Lyon, médecin-légiste.
Le traitement fondamental de la Neurasthénie.

Docteur L. MONDOT, Ancien Interne et ex-Médecin des Hôpitaux.
Dyspepsies et Affections du cœur.

Docteur E. MONIN, Médecin spécialiste des maladies de la femme, de la Faculté de Paris, officier de la Légion d'honneur.
Comment on se défend contre l'Eczéma (p. 21, chap. IV, H. et H. Durville, éditeurs, Paris, 1917).
Sur la beauté des Seins.

Docteur MUGNAINI, de la Faculté de Médecine de Pise et de l'Institut des Écoles supérieures de Florence, ex-interne de la Maternité, de l'hôpital Sainte-Claire de Pise, ex-interne de l'hôpital de Tunis.
De la Dyspepsie à l'Appendicite.
Comment on peut partout aujourd'hui guérir la Tuberculose (*Moniteur Médical*, 30 octobre 1917).

Docteur J. NOÉ, de la Faculté de Médecine de Paris, Lauréat de l'École supérieure de Pharmacie, Ex-chef de Laboratoire de la Faculté de Médecine.
Bases rationnelles de la médication Hématosique (communiqué à l'Académie de Médecine de Paris, 17 juin 1910) (*Gazette Médicale de Paris*, 1er Novembre 1910).

Docteur NODON, de la Faculté de Médecine de Toulouse, Docteur ès sciences, Membre correspondant de l'Académie royale des Sciences de Barcelone.
Le traitement pathogénique de la Chlorose.

Docteur OTT, Ancien Médecin en chef des Hôpitaux militaires.
Pharmacodynamie et applications cliniques de la médication par le Pagéol (Maloine).

Docteur PASSARINI, Ancien chef de clinique médicale de la Faculté de Médecine de Montpellier.
Les maladies des Femmes.
Les Lymphatiques (*Moniteur Médical*, 23 juillet 1918).
Les Médicaments sympathiques.
Les Glaires.

Docteur V. PAUCHET, Professeur à l'École de Médecine d'Amiens, chirurgien des Hôpitaux. *Traitement des plaies de guerre* (*Gazette Médicale de Paris*, 19 janvier 1916).

Docteur Hubert PÉRICHON, de la Faculté de Médecine de Lyon, Ancien interne des Asiles.
Pour les dilatés de l'Estomac (*Moniteur Médical*, 2 avril 1918).

Docteur POULLET, Professeur agrégé d'accouchement de la Faculté de Médecine de Lyon.
Pharmacodynamie et applications cliniques de la médication par la Fandorine.

Docteur RAGAINE. *Comment traiter la Neurasthénie* (*Gazette Médicale de Paris*, décembre 1910).

Docteur H. RAJAT, Docteur ès sciences de l'Université de Lyon, Chef de Laboratoire des Hospices civils, Directeur du Bureau municipal d'hygiène de Vichy, Médecin sanitaire maritime.
Un nouvel antiseptique du vagin (*Gazette Médicale de Paris*, 5 octobre 1913).

Docteur RAYROLLES, de la Faculté de Médecine de Montpellier.
Considérations nouvelles sur le traitement du Paludisme.

Docteur REGNIER, Ancien interne des Hôpitaux de Paris et ancien chef du Laboratoire d'Électrothérapie de la Charité.
L'Obésité et son traitement (*Gazette Médicale de Paris*, 24 mai 1916).
Comment traiter le Diabète.
La cure rationnelle des Anémies.

Docteur REMOND, Professeur de clinique médicale à la Faculté de Médecine de Toulouse.
Le Globéol tonique du cœur, du muscle et du nerf.

Docteur REYMONDON, Ancien Médecin chef à l'Hôtel-Dieu de Chambéry, médecin du lycée et de l'Institution des Sourds-Muets, membre du conseil d'hygiène départemental de la Savoie.
Comment conserver Jeunesse et Beauté.

Docteur G. ROBINEAU, de la Faculté de Médecine de Paris.
La Blennorragie maladie générale (*Moniteur Médical*, 30 Octobre 1916).

Docteur ROCHARD, Ancien externe Lauréat des Hôpitaux de Lyon, Médecin diplômé d'hygiène.
Hyperhidrose.

Docteur ROGINSKY, de l'Université de Paris.
Pour les maigres.

Docteur F. ROUSSEAU, Ancien interne des Hôpitaux de Paris.
De l'Oligosidérémie des blessés ou la Chlorose des poilus (*Moniteur Médical*, 10 septembre 1916).

Docteur G. ROUVILLAIN, Ancien interne Lauréat des Hôpitaux, ancien prosecteur d'anatomie à l'École de Médecine d'Amiens.
Soins pré-Opératoires (*Gazette Médicale de Paris*, 3 mai 1916).
Soins Post-Opératoires (*Gazette Médicale de Paris*, 24 mai 1916).
Le Fibrome utérin (*Gazette Médicale de Paris*, 23 août 1916).
Les inflammations de la Prostate (*Gazette Médicale de Paris*, 9 août 1916).
Les Œdèmes (*Gazette Médicale de Paris*, 4 octobre 1916).

Docteur ROUX, Ancien médecin des Hôpitaux d'Algérie.
Les Crampes d'estomac.
Fortifiants et reconstituants.
La Névrose d'angoisse.

Docteur L. MONDOT, Ancien interne et ex-médecin des Hôpitaux.
Dyspepsies et affections du cœur.

Docteur SARRAZIN, Médecin adjoint de l'Asile départemental des Petits-Prés. Ancien Médecin suppléant du dispensaire général de Lyon.
Le Brightisme arthritique.
Pour guérir la carie dentaire.
A propos de la danse de Saint-Guy.
Comment soigner et traiter la fièvre Typhoïde.
Les Éruptions artificielles de cause externe.
Réflexions sur la thérapeutique de l'Obésité.
Sueurs exagérées et sueurs fétides.

M. A SAINT-SERNIN, Pharmacien de 1re classe de la Marine, professeur de Chimie biologique.
Propriétés biochimiques naturelles et acquises du sang (*Gazette Médicale de Paris*, 15 novembre 1911).

Docteur SATRE, de la Faculté de Médecine de Lyon, Licencié ès sciences.
Des effets et des inconvénients des diverses méthodes sur le traitement mercuriel.
Le traitement de l'Épilepsie.
Les palpitations et leur Traitement (*Moniteur Médical*, 10 juin 1917).
De la Leucémie.

Docteur SCHAEFFER, ex-Médecin chef de l'Hôpital de Joinville (Haute-Marne).
Les Causes du retour d'âge chez l'homme.

Docteur SCIALOM, de la Faculté de Médecine de Montpellier, de l'Institut de Médecine Coloniale de Paris, Médecin des Hôpitaux.
La Mélitococcie. Signes cliniques et traitement (*Gazette Médicale de Paris*, 5 avril 1911).

Docteur SERNY, de la Faculté de Médecine de Toulouse.
Le Tertiarisme viscéral (*Moniteur Médical*, 30 Juillet 1916).
Sur la Cure Hélio-Marine (*Moniteur Médical*, 22 mai 1917).
La Mort par le plomb.

Docteur SOULÉ, de la Faculté de Médecine de Toulouse.
La Paresse scolaire curable chez les enfants et les adolescents.
Kératose pilaire. Définition, Diagnostic, Traitement.

Docteur SOUMAIRE, de la Faculté de Médecine de Lyon.
Le rôle du fer dans le Diabète.

M. STILLMUNKES, Ex-interne provisoire des Hôpitaux de Toulouse.
Les dangers de la reminéralisation.

Docteur SUARD, Ancien professeur aux Écoles de Médecine Navale, ancien Médecin des Hôpitaux.
Le livre des régimes.
Régime et Opothérapie chez les femmes grosses et les femmes en couches.

Docteur TORTE, Lauréat de la Faculté de Médecine de Toulouse.
Pertes séminales et spermatorrhée.
Pour ceux qui ont la tête qui tourne.
L'attaque de nerfs (*Moniteur Médical*, 5 juin 1917).

Docteur L. TOUIN, Médecin principal des troupes coloniales, en retraite. Officier de la Légion d'honneur. Ex-chef du service de Santé de la Guinée française, de la Guyane et du Sénégal.
De quoi meurent les grippés.
On ne sait plus soigner la syphilis.
Nous ne pouvons vivre sans fer.
Faut-il être végétarien ?

Docteur VERLIAC, Ancien externe des Hôpitaux de Bordeaux.
Pourquoi les Cardiaques dorment-ils mal.
Rougeole et Rubéole.

Docteur VERNOTTE, Ex-préparateur à la Faculté des Sciences de Lyon.
La Vulve et ses maladies.
Y a-t-il une anémie spéciale de la grossesse.

Docteur Francesco VILLANI, Expert hygiéniste de Cesa (Caserta). Ancien assistant honoraire de la clinique médicale du Professeur A. Cardarelli de la R. Université de Naples.
Considérations cliniques de l'efficacité de l'Urodonal.

Docteur VOLPELIÈRE, de la Faculté de Médecine de Montpellier.
Ce que la femme ne doit plus ignorer.

Imprimerie des Établissements CHATELAIN. — 94.2.1921.

www.ingramcontent.com/pod-product-compliance
Ingram Content Group UK Ltd.
Pitfield, Milton Keynes, MK11 3LW, UK
UKHW020953220726
13924UKWH00002B/669

9 782329 088112